女子栄養大学
栄養クリニックの

包んで焼くだけ
絶品1人分おかず

［監修］
女子栄養大学栄養クリニック

［料理］
今泉久美

PHP

はじめに

　冷蔵庫など家にある食材を見て献立を決め、足りなければ買い物に行って、調理する。食事作りは毎日のことですから、もちろん大切にしなくてはいけないこと。でも、歳をとれば足腰が弱って毎日の買い物は大変になるし、台所に立つこともおっくうになります。加齢による体の不調だけでなく、食そのものに対する関心が薄れ、若い頃にはあんなに好きだった料理が面倒で面倒で、という方もいらっしゃるのではないでしょうか。また、外出や運動の不足から食欲が低下し、食事量が減ったと実感されているかもしれません。

　その結果、日々の食卓に上る献立がワンパターンになったり、食事の回数自体が減ってしまったりするお宅も少なくありません。このような食生活を送っていると、健康な日々を維持するために必要な栄養素が十分に摂取できず、さらに心身の不調を招くことになります。こうした低栄養が今、健康長寿社会を目指す上で問題となっているのです。

　本書では、気になる低栄養を予防できるよう、1品で必要な栄養素をバランスよく摂れるレシピを紹介しています。どれもアルミホイルやクッキングシートで包んで焼いたり蒸したりするだけのかんたん調理。それでいてシニアにとくに不可欠なたんぱく質と野菜がしっかり摂れるメニューです。和洋中と多彩にそろった料理は、塩分控えめながら、もちろん味も満足できるものばかりなので、子どもから高齢者までみなさんに楽しんでいただけると思います。

　食事の重要性は、栄養面ばかりではありません。楽しくおいしく食べることも同じぐらい大切なこと。栄養価とともに、包みを開いたときに目に飛び込む鮮やかな彩りや、立ち上るおいしそうな匂いも一緒に楽しむことができる"健康おかず"に主食を添えて、毎日の食卓から健康長寿を実践していただければと思います。

女子栄養大学栄養クリニック

女子栄養大学栄養クリニックの包んで焼くだけ絶品1人分おかず　もくじ

包みひとつで栄養バランスが整う

「一品だけじゃ、栄養が偏ってしまう」「副菜は何にしよう……」、加えて、「あまり食欲がない」「最近食が細くなってきた」と感じている方もいらっしゃるかもしれません。食欲がわかないと調理意欲も失せてしまいます。

栄養バランスの偏り、食欲の減退は心身の不調の原因になります。慢性的な疲労感や、不眠、うつうつとした気分が多くなった、ダイエットをしているわけではないのに体重が減ったなど、心当たりのある人は、体が必要としている栄養素が足りていないのかもしれません。

低栄養、エネルギー不足の結果、骨や筋肉を作る栄養成分が足りなくなると、サルコペニア（筋力・筋肉量の低下）やロコモティブシンドローム（運動器症候群）、さらにはフレイル（虚弱）を誘発。将来、要介護や寝たきりのリスクを高めてしまいます。体を動かさないから消費エネルギー量が減り、食欲も低下し、さらなる栄養不良状態につながっていく。この悪循環はフレイルサイクルと呼ばれます。これは高齢者だけの問題ではありません。健康に暮らしている人もぜひ心にとめて、低栄養、エネルギー不足を予防してほしいと思います。

次のページのチェックリストで自分の状態を把握し、日々の食卓も見直してみませんか？　栄養バランスを考えた包み焼きなら、このひと包みとごはんだけでもOK。生野菜や刺身などの生ものをプラスすると、より理想的です。お皿やフライパンも汚さないので片付けもラク。手間をかけない、栄養バランスがいい、そしておいしい。楽しく食事をすることが健康を守る第一歩です。

◆ フレイルサイクル

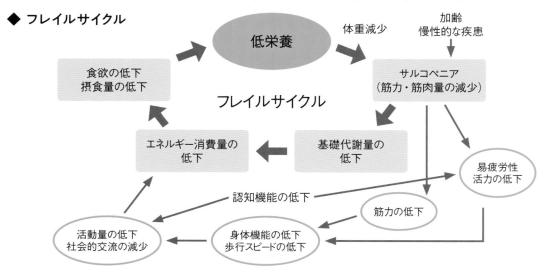

健康長寿ネットHPをもとに作成　https://www.tyojyu.or.jp/net/byouki/frailty/genin.html

「まだ大丈夫！」と思っているあなたもご注意を

……… 予備群にならないためのチェックリスト …….

サルコペニア

加齢や疾患によって筋肉量が減少し、身体機能が低下した状態。

- □ ①筋肉量減少
- □ ②筋力低下（握力など）
- □ ③身体機能の低下（歩行速度など）

①に加えて、②または③を併せ持つ場合にサルコペニアと診断。

参考／厚生労働省「日本人の食事摂取基準（2020年版）」策定検討会報告書

ロコモティブシンドローム

骨や筋肉、関節、神経など運動器の障害によって、立ったり歩いたりといった移動機能が低下。

- □ ①片脚立ちで靴下がはけない
- □ ②家の中でつまずいたりすべったりする
- □ ③階段を上るのに手すりが必要
- □ ④家のやや重い仕事が困難
- □ ⑤2kg程度（1Lの牛乳パック2個程度）の買い物をして持ち歩くのが困難
- □ ⑥15分くらい続けて歩くことができない
- □ ⑦青信号で横断歩道を渡り切れない

1つでも当てはまればロコモティブシンドロームの心配がある。

参考／日本整形外科学会公式ホームページ

フレイル

加齢とともに運動機能や認知機能などが低下し、複数の慢性疾患の影響などもあって心身ともに弱っている状態。健康な状態と介護が必要な状態の中間に位置する。

- □ ①体重減少
- □ ②疲労感
- □ ③活動度の減少
- □ ④身体機能の減弱（歩行速度の低下）
- □ ⑤筋力の低下（握力の低下）

3つ以上当てはまればフレイルと診断。

参考／厚生労働省「日本人の食事摂取基準（2020年版）」策定検討会報告書

栄養素をバランスよく摂るために

　厚生労働省では、「国民の健康の保持・増進を図る上で摂取することが望ましいエネルギー及び栄養素の量の基準」として「日本人の食事摂取基準」を策定し、5年ごとに改訂しています。その2020年版では、健康長寿社会をさらに意識して、生活習慣病の発症・重症化予防に加えて高齢者の低栄養予防、フレイル予防にも力点を置いたものになっています。

　この摂取基準で、総エネルギー量に対するたんぱく質由来エネルギー量の割合を13%から15%に引き上げると明記されているように、たんぱく質はとくに意識して摂取したい栄養素。たんぱく質は筋肉や臓器を作る材料となるものだからです。

　生きるために必要なエネルギーとたんぱく質が摂取不足だったり吸収不足だったりすることで低栄養となり、将来、サルコペニアやロコモティブシンドロームにつながっていくのです。

　たんぱく質、エネルギーを作り出す糖質や脂質、それにミネラルとビタミンを加えた五大栄養素をバランスよく、そして必要量を摂ることが健康維持には必須。

　高齢者だけでなく、ダイエットなどで偏った食事制限をしている人、また慢性的な疲労感や食欲不振などが気になる人にもバランスよく栄養素を摂り入れることを意識してほしいと思います。健康で豊かな生活のために、あなたの食卓に不足しがちな栄養素を豊富に含む食材を知っておきましょう。

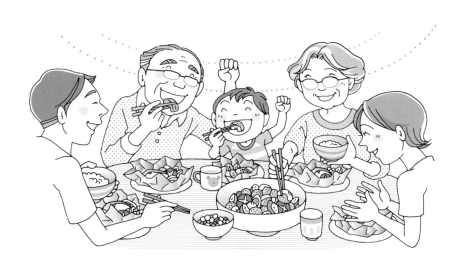

たんぱく質

さまざまなアミノ酸から成り、筋肉や臓器など体を
作る材料になる。新陳代謝にかかわったり免疫力を
高めたり、体の機能の調整役に。

◆ 肉、魚介類、大豆製品、牛乳、乳製品、卵

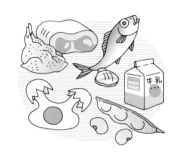

炭水化物

炭水化物に含まれる糖質は体内でブドウ糖などに分
解されてエネルギーに。食物繊維も炭水化物の仲間。

◆ ごはん、パンなどの主食、麺類

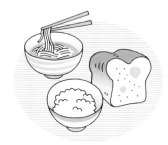

脂質

パワフルなエネルギーを生み出す源。体内でエネル
ギーを貯蔵する役割を担うほか、細胞膜の材料やホ
ルモンの原料にも。肉、魚、乳製品、卵などにも含
まれる。

◆ 油脂類、バター、マヨネーズ

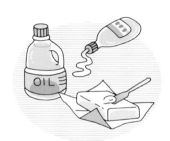

ミネラル

カルシウム、鉄、ナトリウムなど。骨や歯を作った
り、体の調子を整えたりする。不足すると鉄欠乏性
貧血や骨粗しょう症などにも。

◆ カルシウム … 乳製品、小魚、青菜類、大豆製品
◆ 鉄分 … レバー、牛肉（赤身）、あさり、小松菜な
　　　　　どの青菜

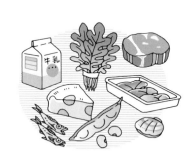

ビタミン

新陳代謝を促したり、血管や粘膜、皮膚、骨などの
健康を保つ。

◆ 緑黄色野菜、淡色野菜、いも類、豚肉、納豆、海
　藻、きのこ

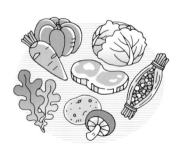

包み焼きをおいしく仕上げるコツ

1. アルミホイルやクッキングシートは長めに

　材料をきちんと包み込めるように、クッキングシートは25cm幅のものを40cmの長さ、アルミホイル（以下、ホイル）は25cm幅のものを30〜35cmの長さに切って使います。ホイルは食材がくっつきにくいシリコーン樹脂加工のものを使用するとホイル表面にぬる油を減らせます。

2. 調味料がこぼれないようにていねいに包む

　調味料や食材のうまみを逃がさないために、またフライパンで調理する場合のお湯が入らないように、包むときはていねいにしっかりと。

 トースター

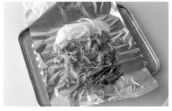 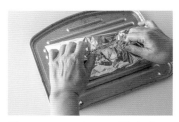 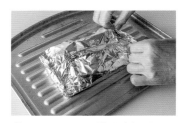

① トースターの天板にホイルを広げ、上に材料を平らになるようにおく。
※平らにすることで火の通りが均一になります。

② ホイルの上下の端を合わせて折り込んでいく。

③ ホイルの両端を折り込んでいく。

 フライパン

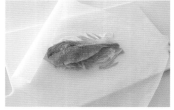 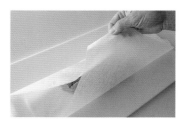 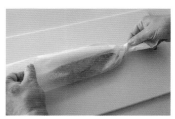

① クッキングシートをひし型になるようにおき、材料を中心におく。

② クッキングシートの上下の角を合わせて折り込んでいく。

③ クッキングシートの両端をしっかりとねじる。

電子レンジ 耐熱ボウルを使う場合や、量が多くて包みにくい場合は、フライパン調理の包み方でもOK

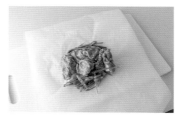

① クッキングシート上に材料を平らになるようにおく。

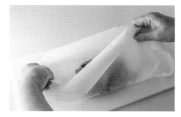

② クッキングシートの上下の端を合わせて折り込んでいく。

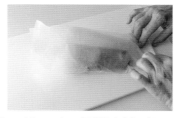

③ クッキングシートの両端を折り込んでいく。

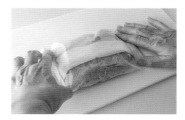

④ しっかりと押さえて折り目をつける。

3. 加熱のときの注意点を守る

 トースター

 電子レンジ

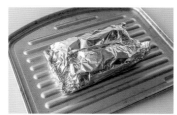

トースターの天板にのせれば、汁こぼれがあっても大丈夫。加熱するときは予熱不要。1度に2人分まで並べて加熱できます。加熱時間は様子を見て調節してください。

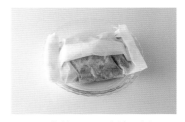

深さのある耐熱皿や耐熱ボウルに入れて、汁こぼれを防止。複数分作る場合は1人分ずつ加熱します。

 フライパン

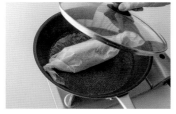

空焼きするとフライパンが高熱になるので危険です。
必ず中火で湯(250mL)を沸騰させて湯煎調理を。
水分がなくなってきたら50mLの熱湯を加えます。
取り出すときはヘラなどを使ってやけどをしないように注意。
1度に2人分まで並べて加熱できます。加熱時間は様子を見て調節してください。

包み焼きだといいこといっぱい

素材のうまみを逃がさない

包んでうまみを閉じ込めるから、うまみたっぷり。調味料も少しでいいから、気になる塩分や油を減らせます。

ふんわりやわらか

火が通りすぎて、硬くなってしまった経験はありませんか？　包み焼きだと素材の水分が蒸発しにくいので、肉も魚もパサパサになりません。

煮崩れの心配なし

切り身魚や豆腐などのやわらかい食材も、包んで調理すれば煮崩れる心配なし。見ためがきれいで食欲をそそります。

ひと包みの栄養バランス

食べ応えと旨味、栄養バランスを考えた包み焼きレシピ。さらに、ドレッシングやたれ（P.95）を使ったサラダなど、かんたん野菜料理を添えれば食物繊維が増えて満足感倍増。

かんたん調理

材料を切って味付け、包んだらあとはフライパンやトースター、電子レンジにおまかせ。仕上げに味を調えるものもあるけれど、どれもかんたんに調理できます。
※フライパンは空焼きに注意。必ず湯を用意して蒸し焼きにします。

洗いものが減って、そうじもラクに

包んで調理して、そのままお皿へのせれば、トースターやフライパン、お皿も汚しません。もちろん、お皿に盛りつけてもOK。包み焼きなら、トースターで魚を焼いても脂が落ちることがないので、汚れも臭いもなし！

1人分でもきちんとおいしい

煮物や炒め物などを作ると量が多くなってしまったり、少量だと味が決まらなかったりします。包み焼きなら少量でも味がなじみやすくおいしく仕上がります。

本書の使い方

トースター、フライパン、電子レンジ、作り方を読まなくても使用する調理器具がひとめでわかります。

気になる1人分あたりのエネルギー、たんぱく質、食物繊維、塩分をチェック。

豚肉れんこん マリネ焼き

トースター

1人分	
エネルギー：202kcal	たんぱく質：20.2g
食物繊維：　　2.3g	塩分：　　　　1.1g

材料 (1人分)

豚ひれ肉 ……………………………… 80g
　┌ 塩 ………………………… 小さじ1/5
A　粗びき黒こしょう ……………… 少々
　└ オリーブ油 ……………………… 小さじ1
れんこん (小) ……………… 1/3節 (50g)
スナップエンドウ ………… 5本 (50g)
酒 ……………………………………… 小さじ1
レモン ………………………………… 1切れ

memo
豚肉の代わりに鶏ささみ肉、野菜はアスパラガスや人参でもおいしい。

作り方

① 豚肉は1cm幅に切り、Aを絡める。れんこんは3mm幅の半月切り、洗って水気をふく。スナップエンドウはヘタと筋を取り、斜め半分に切る。
② ホイルにれんこんをしき、豚肉を並べる。まわりにスナップエンドウをおき、酒をふってホイルを包む。
③ トースターの天板にのせ、20分焼く。焼きあがったらレモンを添える。

調理のポイントや代替食材を紹介しています。

( ) 内のg量は皮や種などを除いた正味量です。

- 大さじ1は15mL、小さじ1は5mL、ミニスプーン(小さじ1/5)は1mLです。
- 塩は小さじ1が5gのものを使用しています。
- 生姜、にんにくのすりおろしは生のものをすりおろして使用しています。
- 油は、とくに記載がないものは菜種油、米油を使用しています。
- 電子レンジの加熱時間は600Wを基準にしています。
- 塩分や糖分を控える必要がある人は、材料の分量より少なくしましょう。
- 高血圧、心臓疾患、アレルギー、その他の病気で、薬を服用している人や食事制限を受けている人は、医師に相談してからご利用ください。

豚肉れんこん
マリネ焼き

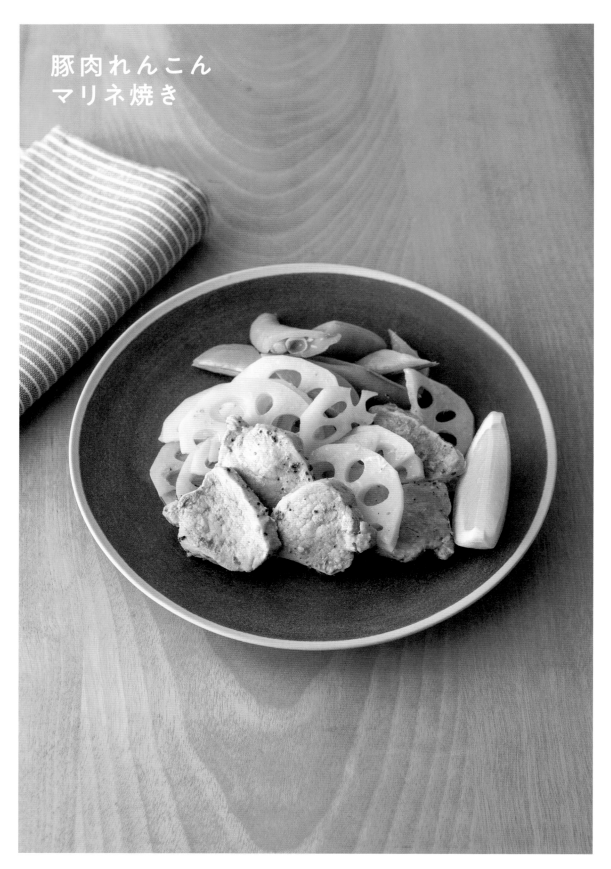

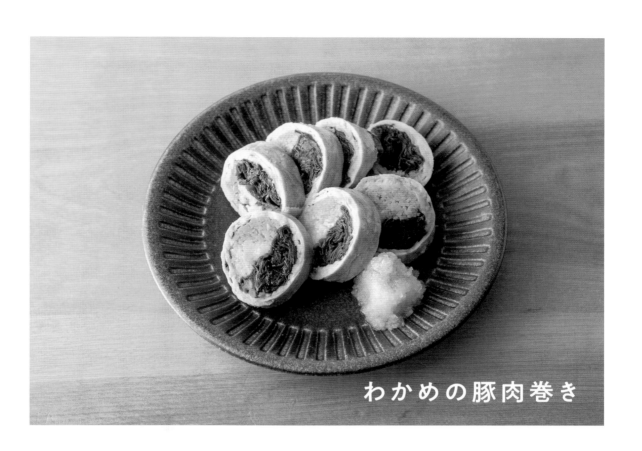

わかめの豚肉巻き

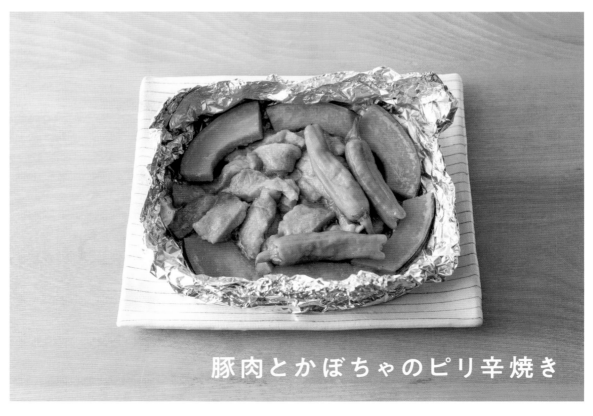

豚肉とかぼちゃのピリ辛焼き

15

豚肉れんこん
マリネ焼き

トースター

1人分	
エネルギー：202kcal	たんぱく質：20.2g
食物繊維：　　2.3g	塩分：　　　1.1g

材料 （1人分）

豚ひれ肉	80g
A ┌ 塩	小さじ1/5
粗びき黒こしょう	少々
└ オリーブ油	小さじ1
れんこん	50g
スナップエンドウ	5本 (50g)
酒	小さじ1
レモン	1切れ

作り方

① 豚肉は1cm幅に切り、Aを絡める。れんこんは3mm幅の半月切りにし、洗って水気をふく。スナップエンドウはヘタと筋を取り、斜め半分に切る。

② ホイルにれんこんをしき、豚肉を並べる。まわりにスナップエンドウをおき、酒をふってホイルを包む。

③ トースターの天板にのせ、20分焼く。焼きあがったらレモンを添える。

memo

豚肉の代わりに鶏ささみ肉、野菜はアスパラガスや人参でもおいしい。

column

豚　肉

　　たんぱく質といえばやっぱり「肉」。肉のたんぱく質は私たちの体内では作ることができない必須アミノ酸を多く含んでいます。この必須アミノ酸が私たちの筋肉や内臓、骨、皮膚の形成に役立っています。また、免疫力を保つ役割もあります。

　　とくに豚肉は疲労回復に働くビタミンB1が牛肉の10倍と多く、体力回復や夏バテ予防にも効果が期待できます。ビタミンB1を効果的に摂取するにはアリシンを含むにんにくや玉ねぎと一緒に食べることがおすすめ。また、豚肉の消化を助ける分解酵素を含んでいる大根や生姜と一緒に食べると胃にやさしくいただけます。

　　ただし、肉類には脂質も含まれるため、脂肪の少ない部位を選ぶようにしましょう。

わかめの
豚肉巻き

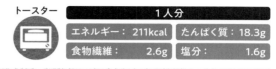

トースター	1人分	
エネルギー：	211kcal	たんぱく質： 18.3g
食物繊維：	2.6g	塩分： 1.6g

肉

材料 （1人分）

豚もも肉 (薄切り)
　　　　　　　 ………… 大2～3枚 (80g)
塩 ………… ミニスプーン1/2 (0.5g)
粗びき黒こしょう ………………… 少々
┌ えのき ………………………… 20g
│ 小ねぎ ……………………………… 3本
A 人参 ……………………………… 20g
│ 塩蔵わかめ
└ ……… 10～15g (戻して約20～25g)
大根おろし … 25g (水気をきって15g)
ポン酢しょうゆ ………… 大さじ1/2
オリーブ油 ……………………… 小さじ1

memo

野菜はお好みで。火の通りにくいものはゆでて使う。

作り方

① えのきは石づきを取る。小ねぎはえのきの幅にそろえて切る。人参は斜め薄切りにしてから千切りにする。わかめはよく洗ってたっぷりの水につけて戻して水気を絞り、えのきの幅にそろえて切る。大根は皮ごとおろし、水気をきる。
② 豚肉をえのきの幅にそろえて並べ、塩・粗びき黒こしょうをふる。
③ ②の上にAをのせ、手前から巻く。
④ ホイルにオリーブ油をぬり、③をのせて丸く巻き、両端をねじる。
⑤ トースターの天板にのせ、10分焼き、90度回して5分焼く。
⑥ 食べやすい大きさに切り、ポン酢しょうゆをかけ、大根おろしを添える。

豚肉とかぼちゃの
ピリ辛焼き

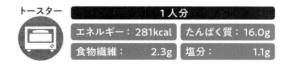

トースター	1人分	
エネルギー：	281kcal	たんぱく質： 16.0g
食物繊維：	2.3g	塩分： 1.1g

材料 （1人分）

豚肩ロース肉 (焼き肉用) ………… 80g
┌ しょうゆ ………………………… 小さじ1
A 酒 ………………………………… 小さじ1
└ 片栗粉 …………………………… 小さじ1/4
豆板醤 ……………………………… 少々
かぼちゃ …………………………… 50g
ししとう …………………………… 3本
油 …………………………………… 小さじ1

作り方

① 豚肉を3cm幅に切り、かぼちゃは3～5mm厚さの5cm幅に切る。ししとうは軸を取って傷をつける。
② ホイルの上で豚肉にAを絡め、豚肉を平らにする。
③ ②の上に豆板醤をのせ、まわりにかぼちゃを並べ、ししとうをおく。油を回しかけてホイルを包む。
④ トースターの天板にのせ、15分焼く。

memo

ししとうは傷をつけておくと加熱したときに破裂しない。加熱むらを防ぐために豚肉は平らに。豚ひれ肉を薄く切って使ってもOK。

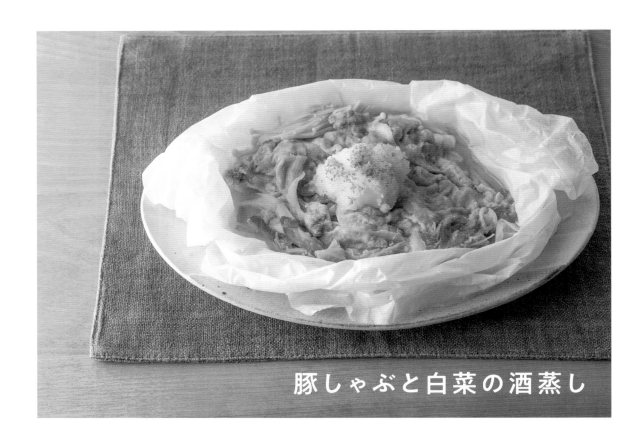

豚しゃぶと白菜の酒蒸し

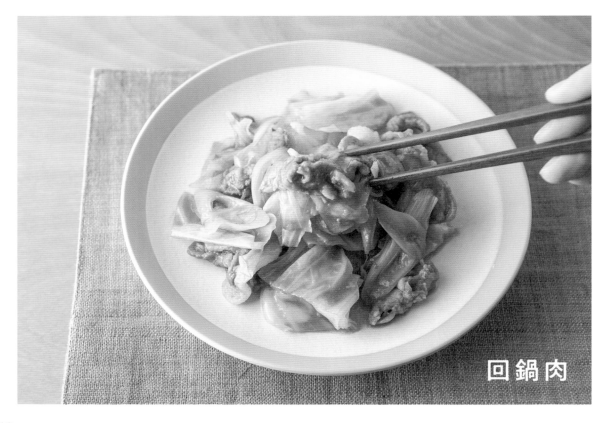

回鍋肉

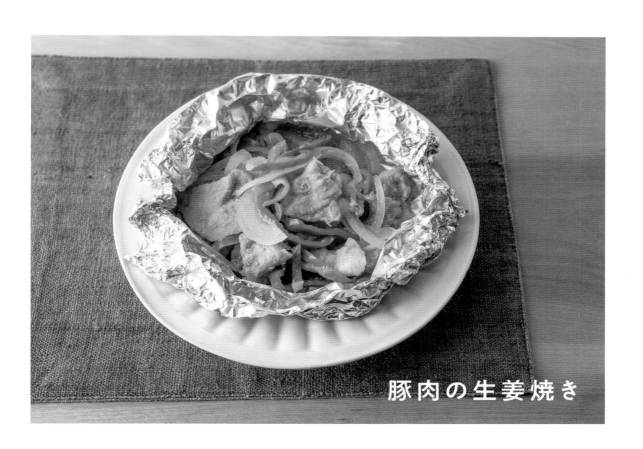

豚肉の生姜焼き

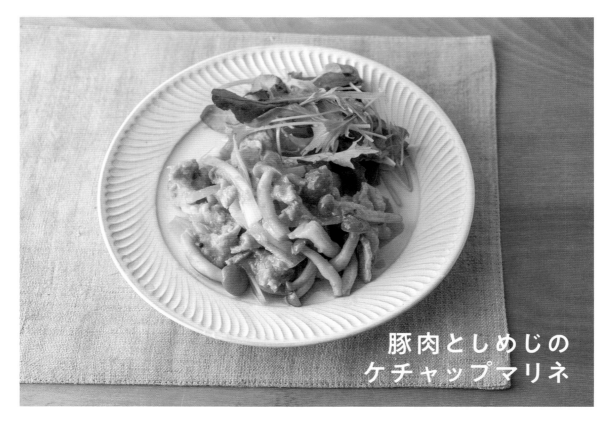

豚肉としめじの
ケチャップマリネ

豚しゃぶと
白菜の酒蒸し

フライパン

1人分	
エネルギー： 262kcal	たんぱく質： 18.2g
食物繊維： 3.5g	塩分： 1.6g

材料 （1人分）

豚ロース肉（しゃぶしゃぶ用） …… 80g
塩 ……… ミニスプーン1/2（0.5g）
白菜 ……… 1〜2枚（100g）
えのき ……… 50g
酒 ……… 大さじ1
大根おろし
……… 25g（水気をきって15g）
一味唐辛子 ……… 少々
ポン酢しょうゆ ……… 小さじ2

memo

白菜の代わりに小松菜、チンゲン菜
でも。

作り方

① 白菜は5cm長さに切り、繊維に沿って1cm幅に切る。えのきは石づきを取ってほぐす。大根は皮ごとおろし、水気をきる。

② クッキングシートに白菜、えのき、豚肉の順に2回重ねる。上から塩をふり、全体に酒をふって包む。

③ 熱湯を沸かしたフライパンで、蓋をして中火で10分蒸す。

④ 大根おろしをのせて一味唐辛子をふり、ポン酢しょうゆをかける。

ホイコーロー
回鍋肉

フライパン

1人分	
エネルギー： 285kcal	たんぱく質： 17.2g
食物繊維： 2.8g	塩分： 1.7g

材料 （1人分）

豚肩ロース肉（薄切り・脂を除く）
……… 80g
A ┌ 甜麺醤（テンメンジャン） ……… 小さじ1
　├ しょうゆ ……… 小さじ1
　├ 酒 ……… 小さじ1
　├ 豆板醤（トウバンジャン） ……… 小さじ1/4
　├ おろしにんにく ……… 少々
　└ 片栗粉 ……… 小さじ1/3
キャベツ ……… 2枚（100g）
長ねぎ ……… 1/4本（25g）
ごま油 ……… 小さじ1

作り方

① 豚肉は3等分に切り、キャベツはざく切り、長ねぎは5mm幅の斜め切りにする。

② クッキングシートの上で豚肉にAを絡め、豚肉を平らにする。

③ 長ねぎ、キャベツをのせてごま油をふり、クッキングシートを包む。

④ 熱湯を沸かしたフライパンで、蓋をして中火で8分蒸す。

⑤ 全体を混ぜる。

豚肉の生姜焼き

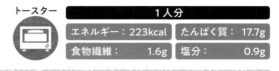

トースター	1人分	
エネルギー：223kcal	たんぱく質：17.7g
食物繊維：1.6g	塩分：0.9g

肉

材料 （1人分）

豚もも肉（切り落とし）	80g
A ┌ おろし生姜	小さじ1
│ 酒	小さじ1
│ しょうゆ	小さじ1
└ 片栗粉	小さじ1/4
玉ねぎ	1/4個（50g）
ピーマン	1個（30g）
油	小さじ1

作り方

① 玉ねぎは薄切り、ピーマンは縦半分に切ってヘタ、種、ワタを取り、5mm幅の斜め切りにする。

② ホイルの上で豚肉にAを絡め、豚肉を平らにする。野菜をのせて油をふって包む。

③ トースターの天板にのせ、10分焼く。

④ 全体を混ぜる。

memo
豚肉は大きければ食べやすい大きさに切る。

豚肉としめじの
ケチャップマリネ

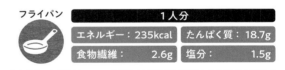

フライパン	1人分	
エネルギー：235kcal	たんぱく質：18.7g
食物繊維：2.6g	塩分：1.5g

材料 （1人分）

豚もも肉（薄切り）	80g
A ┌ ケチャップ	大さじ1
│ しょうゆ	小さじ1
│ 酒	小さじ1
└ おろし生姜	小さじ1
しめじ（小）	1/3パック（30g）
長ねぎ	1/3本（30g）
オリーブ油	小さじ1
ベビーリーフ	10g

作り方

① 豚肉を2cm幅に切り、しめじは石づきを取ってほぐす。長ねぎは5cm幅に切ってから縦に4等分する。

② クッキングシートの上で豚肉にAを絡め、豚肉を平らにする。しめじと長ねぎをのせて包む。

③ 熱湯を沸かしたフライパンで、蓋をして中火で10分蒸す。

④ オリーブ油をふって混ぜ、ベビーリーフを添える。

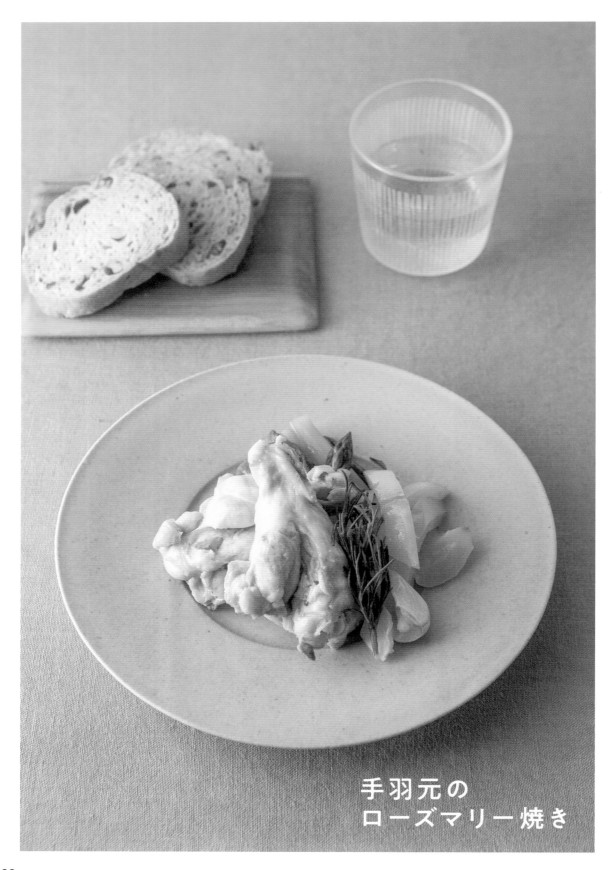

手羽元の
ローズマリー焼き

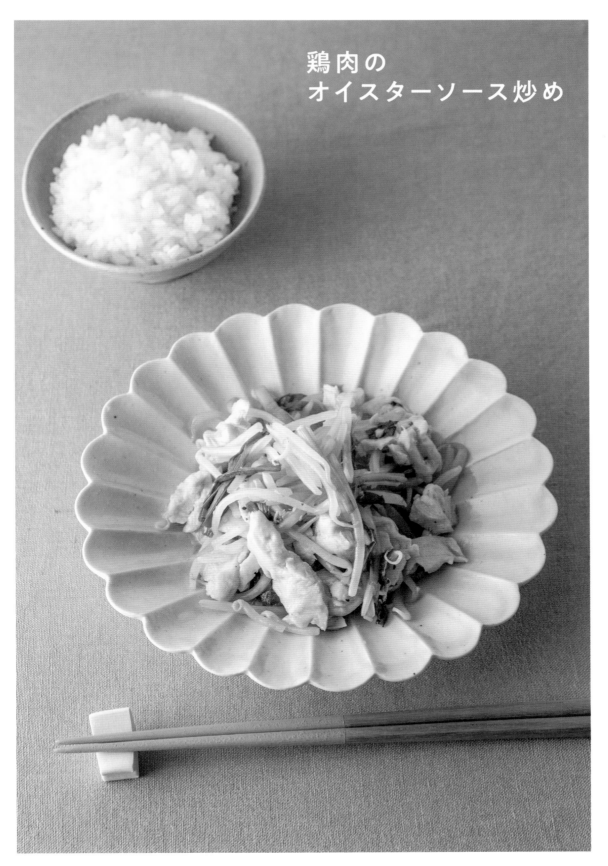

鶏肉の
オイスターソース炒め

手羽元の
ローズマリー焼き

トースター

1人分	
エネルギー：220kcal	たんぱく質：13.0g
食物繊維： 1.8g	塩分： 1.4g

材料 （1人分）

鶏手羽元	2本
塩（下味用）	小さじ1/5
┌ にんにく	1かけ
A オリーブ油	小さじ1
└ ローズマリー	1/2本
アスパラガス	3本（60g）
黄パプリカ	1/4個（30g）
塩	ミニスプーン1/3（0.3g）
オリーブ油	小さじ1

作り方

① 鶏手羽元は水気をふき、骨に沿って切れ目を入れる。にんにくは押しつぶし、アスパラガスは根元を3cm切り落とし、下1/3の皮をむいて、4cm長さに切る。黄パプリカは1cm幅の斜め切りにする。

② ホイルの上で鶏手羽元に塩（下味用）を絡めてからAを加えてもみ込み、室温で10分おく。

③ 鶏手羽元のまわりに野菜を並べ、塩とオリーブ油をふって、ホイルを包む。

④ トースターの天板にのせ、18〜20分焼く。

column

鶏肉

　鶏肉は豚肉や牛肉に比べて高たんぱくな食材。皮や骨、軟骨などに含まれるコラーゲンは肌や髪を美しくしてくれます。カロリーが気になる人は鶏ささみ肉や皮なしの鶏むね肉を使っても。皮をよく焼いて油を落としてもカロリーが抑えられます。

　鶏肉と一緒に食べたい食材は梅やレモン。クエン酸がエネルギー代謝を高めてくれます。

　おいしい鶏肉を選ぶポイントは、肉の表面がみずみずしくきれいなピンク色をしていること。皮が黄色っぽいものが新鮮です。

鶏肉の
オイスターソース炒め

レンジ

1人分	
エネルギー：154kcal	たんぱく質：20.9g
食物繊維： 1.9g	塩分： 1.3g

材料 （1人分）

鶏ささみ肉 (小) ……………… 2本 (80g)
　┌ 塩 ……… ミニスプーン1/2 (0.5g)
A　酒 ………………………… 小さじ1
　└ 片栗粉 ……………………… 小さじ1/3
もやし ………………………… 1/2袋 (100g)
にら …………………………… 1/5束 (20g)
オリーブ油 …………………… 小さじ1
　┌ オイスターソース ……… 小さじ1
B　粗びき黒こしょう ………………… 少々

作り方

① 鶏肉は筋を取って1cm幅の斜め切りにする。もやしは洗って水気をよくきり、にらは4cm長さに切る。

② 耐熱ボウルか耐熱皿に、クッキングシートをしき、鶏肉とAを順に絡める。

③ 鶏肉を平らにし、もやし、にらの順に重ね、オリーブ油をふってクッキングシートを包む。

④ 600Wのレンジで3分加熱する。Bをふってよく混ぜる。

column

鶏ささみ肉

　高たんぱくな鶏肉の中でも、もっともたんぱく質が含まれているのがささみ肉です。脂身がほとんどなく、あっさりとした味わい。ただし、火を通すとパサパサになってしまうことも。パサパサにしないためには酒や調味料を絡めたあとに片栗粉を絡めます。また、加熱しすぎずに余熱で火を通すと、しっとりジューシーに仕上がります。

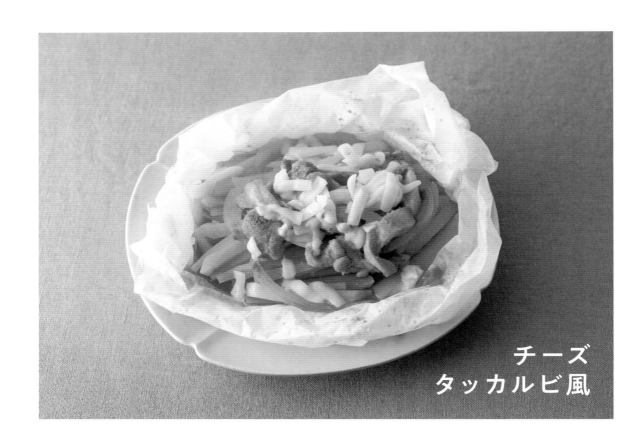

チーズ
タッカルビ風

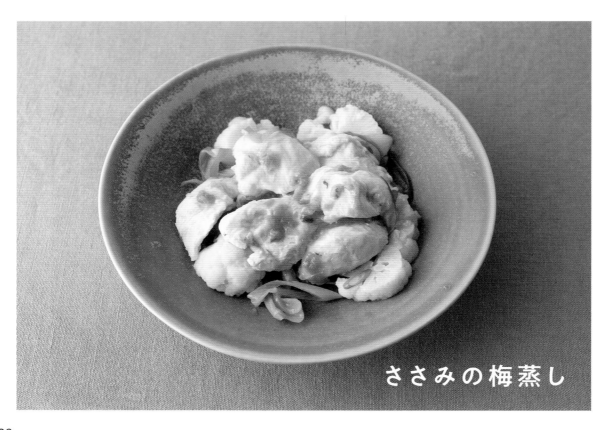

ささみの梅蒸し

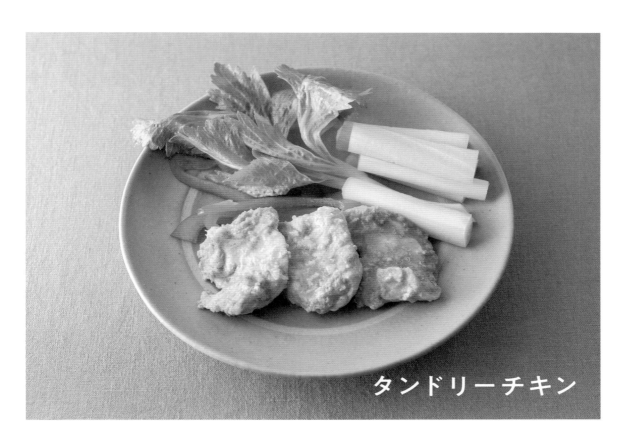

タンドリーチキン

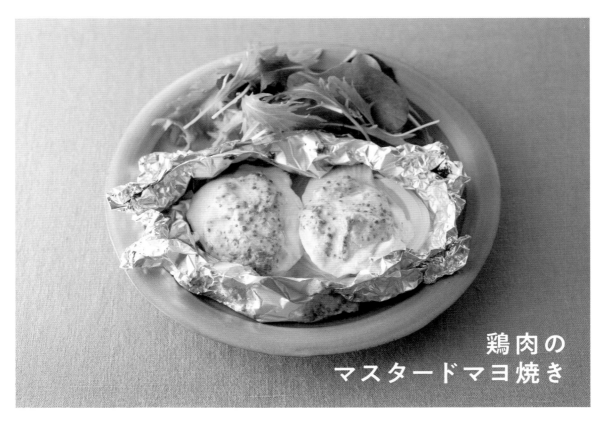

鶏肉の
マスタードマヨ焼き

チーズ
タッカルビ風

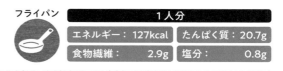

フライパン	1人分	
エネルギー：350kcal		たんぱく質：21.6g
食物繊維： 2.5g		塩分： 1.7g

材料 （1人分）

鶏もも肉（皮なし）	1/3枚（70g）
┌ コチュジャン	小さじ2
A しょうゆ	小さじ1/3
└ みりん	小さじ1
じゃがいも（小）	1個（100g）
人参	30g
玉ねぎ	1/6個（30g）
ごま油	小さじ1
ピザ用チーズ	20g

memo
鶏むね肉でもOK。

作り方

① 鶏肉は1cm幅に切る。じゃがいもは太めの千切りにし、さっと洗って水気をきる。人参は千切り、玉ねぎは薄切りにする。

② クッキングシートにじゃがいも、人参、玉ねぎを重ね、上にAを絡めた肉を広げてのせ、ごま油をふって包む。

③ 熱湯を沸かしたフライパンで、蓋をして中火で15分蒸し、チーズをふる。

ささみの梅蒸し

フライパン	1人分	
エネルギー：127kcal		たんぱく質：20.7g
食物繊維： 2.9g		塩分： 0.8g

材料 （1人分）

鶏ささみ肉（小）	2本（80g）
カリフラワー	50g
長ねぎ	1/2本（50g）
┌ 梅干しの果肉（たたく・塩分15%）	
│	小さじ1
A 酒	小さじ1
└ 片栗粉	小さじ1/2

memo
梅干しは減塩タイプのものなら小さじ2に。

作り方

① 鶏肉は筋を取って一口大のそぎ切りにし、Aを絡める。

② カリフラワーは1cm厚さに切って水にさらして水気をきる。長ねぎは5mm幅に斜めに切る。

③ クッキングシートに長ねぎをしいて①をのせ、まわりにカリフラワーをおいて包む。

④ 熱湯を沸かしたフライパンで、蓋をして中火で8分蒸す。

タンドリーチキン

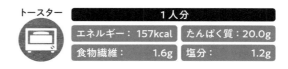

トースター

1人分	
エネルギー： 157kcal	たんぱく質：20.0g
食物繊維： 1.6g	塩分： 1.2g

材料 （1人分）

鶏むね肉（皮なし）	1/3枚 (80g)
塩	小さじ1/6 (0.8g)

A
ヨーグルト	大さじ1
ケチャップ	小さじ1
マヨネーズ	小さじ1
おろし生姜	小さじ1
カレー粉	小さじ1/3
おろしにんにく	少々

赤パプリカ	1/6個 (20g)
セロリ	1/2本 (50g)

memo

鶏ささみ肉でもOK。

作り方

① 赤パプリカは薄切り、セロリは筋を取って1cm幅の4cm長さに切る。鶏肉は3枚にそぎ切りにする。

② ホイルの上で鶏肉に塩を絡めてからAを加えてよく混ぜ、平らにして包む。

③ トースターの天板にのせ、10分焼く。

④ 野菜を添える。

鶏肉のマスタードマヨ焼き

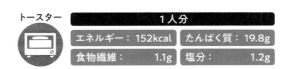

トースター

1人分	
エネルギー： 152kcal	たんぱく質：19.8g
食物繊維： 1.1g	塩分： 1.2g

材料 （1人分）

鶏むね肉（皮なし）	1/3枚 (80g)
塩	小さじ1/6 (0.8g)

A
粒マスタード	小さじ1
マヨネーズ	小さじ1

玉ねぎ	1/4個 (50g)
ベビーリーフ	10g

memo

鶏ささみ肉や豚ひれ肉でもOK。

作り方

① 鶏肉は薄く2枚にそぎ切りにする。玉ねぎは5mm厚さに2枚輪切りにする。

② ホイルの上で鶏肉に塩を絡める。ホイルの中央に玉ねぎを並べ、上に鶏肉をのせる。

③ Aを混ぜ合わせ、鶏肉に均等にぬる。ホイルを包む。

④ トースターの天板にのせ、12分焼く。

⑤ ベビーリーフを添える。

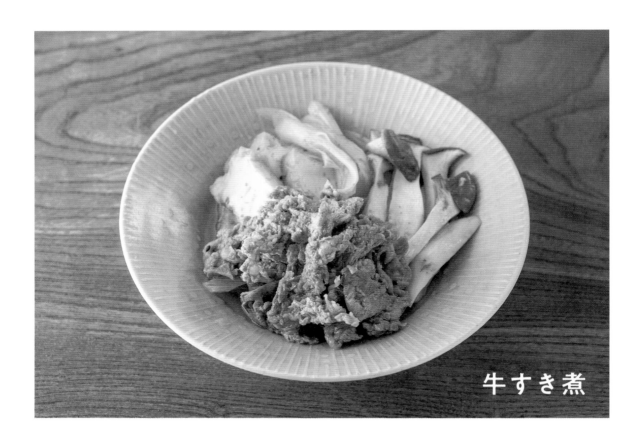

牛すき煮

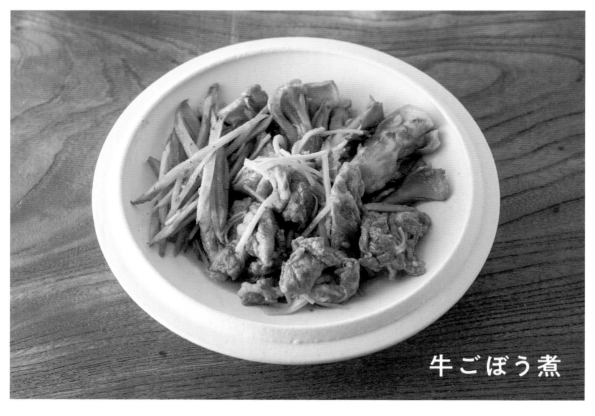

牛ごぼう煮

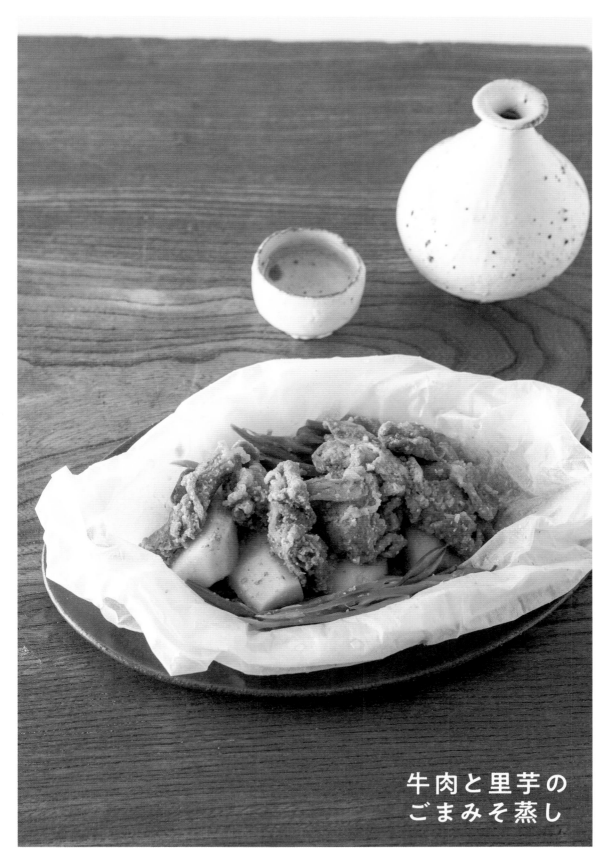

牛肉と里芋の
ごまみそ蒸し

牛すき煮

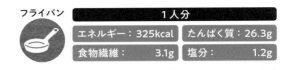

フライパン　1人分
エネルギー：325kcal　たんぱく質：26.3g
食物繊維：　3.1g　塩分：　1.2g

材料 （1人分）

牛肉（赤身・しゃぶしゃぶ用）…… 70g
┌ めんつゆ（3倍濃縮）…… 小さじ2
A 酒 ………………………………… 小さじ2
└ 砂糖 ……………………………… 小さじ1
長ねぎ ………………………… 1/2本（50g）
厚揚げ ………………………… 1/3枚（70g）
エリンギ（小）………………… 1本（40g）
七味唐辛子 …………………………… 少々

作り方

① 牛肉は食べやすい大きさに切る。長ねぎは1cm幅の斜め切り、エリンギは縦半分に切り、5mm厚さに切る。厚揚げは油抜きをして5mm幅に切る。

② クッキングシートに厚揚げ、長ねぎ、エリンギを平らに並べる。

③ 牛肉にAをよく絡めて、②の上に広げて、クッキングシートを包む。

④ 熱湯を沸かしたフライパンで、蓋をして中火で10分蒸す。

⑤ 七味唐辛子をふる。

牛ごぼう煮

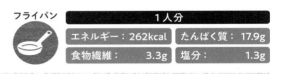

フライパン　1人分
エネルギー：262kcal　たんぱく質：17.9g
食物繊維：　3.3g　塩分：　1.3g

材料 （1人分）

牛肉（赤身・薄切り）………………… 80g
┌ 酒 ……………………………… 大さじ1/2
A しょうゆ ……………………… 大さじ1/2
└ 砂糖 …………………………… 大さじ1/2
生姜 …………………………… 1かけ（15g）
ごぼう …………………………………… 20g
舞茸 ……………………… 1/2パック（50g）
油 …………………………………… 小さじ1

memo
牛肉は切り落とし肉でも。きのこはしめじや椎茸などお好みで。

作り方

① 牛肉は食べやすい大きさに切る。生姜は千切り、舞茸はほぐす。ごぼうは斜め薄切りにしてから千切りにし、さっと洗い水気をきる。

② クッキングシートにごぼうをしき、その上に生姜とAを絡めた牛肉を広げて平らにする。まわりに舞茸をおいて、全体に油をふって包む。

③ 熱湯を沸かしたフライパンで、蓋をして中火で12分蒸す。

牛肉と里芋の
ごまみそ蒸し

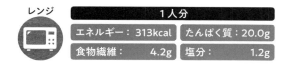

レンジ

1人分	
エネルギー： 313kcal	たんぱく質：20.0g
食物繊維： 4.2g	塩分： 1.2g

肉

材料（1人分）

牛肉（赤身・しゃぶしゃぶ用）…… 80g
里芋 …………………………… 2個（100g）
さやいんげん ………………………… 30g
A ┌ みそ ……………………… 大さじ1/2
　│ 砂糖 ……………………… 小さじ1
　│ 酒 ………………………… 大さじ1
　└ 白すりごま ……………… 大さじ1

作り方

① 牛肉は食べやすい大きさに切る。里芋はたわしで洗い、皮がむきやすいように乾かしてから、皮をむいて縦半分に切る。さやいんげんは斜め薄切りにする。

② 耐熱皿にクッキングシートをしき、里芋を並べ、Aを絡めた牛肉を広げてのせる。

③ まわりにさやいんげんを並べ、クッキングシートを包む。

④ 600Wのレンジで4分30秒～5分加熱し、3分おいて余熱で火を通す。

column

牛 肉

　牛肉の赤身には亜鉛や鉄などのミネラルが豊富。貧血や冷え性の予防・改善に効果があります。脂身に含まれる必須脂肪酸は脳細胞膜の材料になります。そのため、脳を活性化する効果が期待できるともいわれています。またリラックス効果もあるので、牛肉を食べて幸せを感じるのは、味覚だけでなく、栄養素にもそうした効果があるからかもしれません。

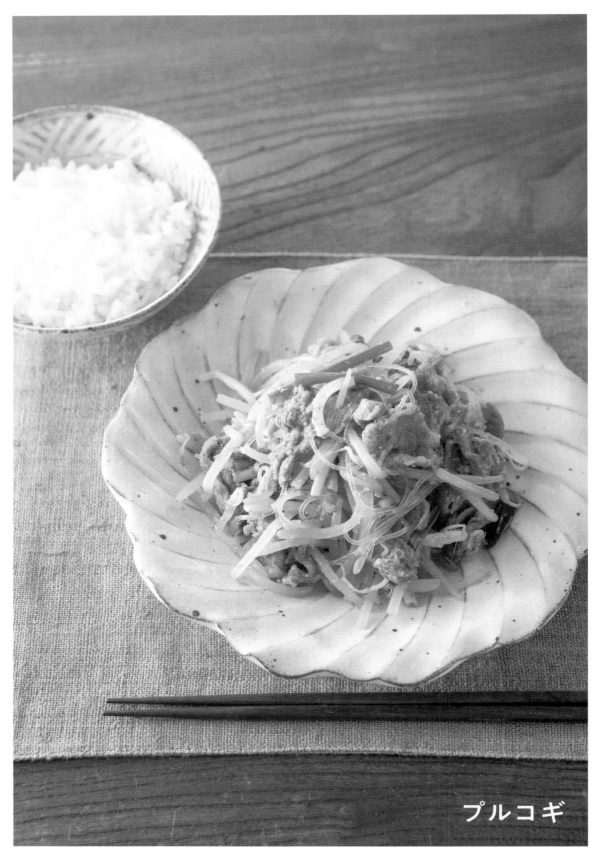

プルコギ

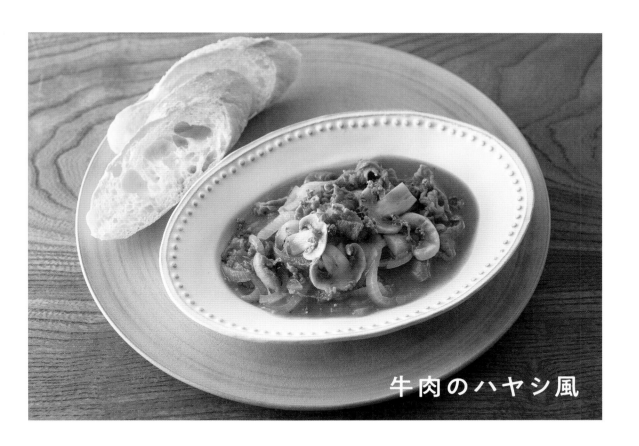

牛肉のハヤシ風

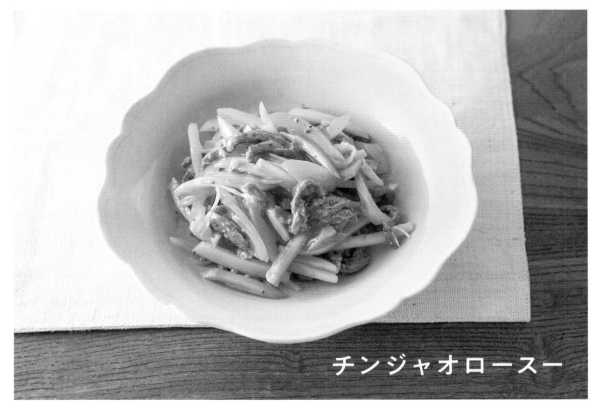

チンジャオロースー

プルコギ

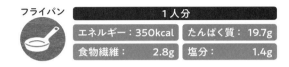

フライパン	1人分	
	エネルギー：350kcal	たんぱく質：19.7g
	食物繊維： 2.8g	塩分： 1.4g

材料 （1人分）

牛肉（赤身・薄切り）	……………	80g
A ┌ コチュジャン	……………	小さじ1
│ しょうゆ	……………	小さじ1
│ 酒	……………	大さじ1
└ ごま油	……………	大さじ1/2
もやし	……………	1/2袋（100g）
春雨	……………	10g
小ねぎ	……………	2本
白すりごま	……………	大さじ1

memo
人参や玉ねぎを加えて野菜たっぷりにしてもOK。

作り方

① もやしは洗って水気をきる。春雨は10cm長さ、小ねぎは4cm長さに切る。

② 牛肉は一口大に切り、**A**を絡める。

③ クッキングシートに春雨を並べてしき、もやしを重ね、牛肉を広げてのせて包む。

④ 熱湯を沸かしたフライパンで、蓋をして中火で12分蒸す。春雨がやわらかくなっていればOK。

⑤ 小ねぎと白すりごまを加えて全体を混ぜる。

column

春 雨

　春雨はじゃがいもやさつまいも、緑豆などのでんぷんが原料の乾燥食材。戻さず調理することで、肉や野菜から出た水分を春雨が吸い取って、栄養素を無駄にすることなくいただけます。

　でんぷんはブドウ糖がたくさん集まったもの。穀物やいも類に多く含まれています。糖と聞くと減らさなければと思いがちですが、私たちのエネルギーになる大切な栄養素です。また、でんぷんを含む米などの食品にはビタミンやミネラル、食物繊維など必要な栄養素が含まれています。摂りすぎはダメですが、極端に減らしすぎもダメ。体調と栄養バランスを考えて上手に摂取しましょう。

牛肉のハヤシ風

フライパン

1人分	
エネルギー：275kcal	たんぱく質：18.6g
食物繊維： 2.6g	塩分： 2.2g

肉

材料 （1人分）

牛肉 （赤身・切り落とし）	80g
┌ 粗びき黒こしょう	少々
│ 赤ワイン	大さじ2
│ ケチャップ	大さじ2
A チキンコンソメ	1/4個
│ 中濃ソース	小さじ1
└ 片栗粉	小さじ1/3
玉ねぎ	1/4個 (50g)
マッシュルーム （大）	3個 (50g)
パセリ	少々

作り方

① 牛肉は食べやすい大きさに切る。ボウルに牛肉を入れ、コンソメを崩してAを絡める。

② 玉ねぎは繊維を断つように横に薄切りにし、マッシュルームは3mm幅に切る。パセリはみじん切りにする。

③ クッキングシートに玉ねぎ、マッシュルーム、牛肉を汁ごとゴムベラを使って順に重ねて包む。

④ 熱湯を沸かしたフライパンで、蓋をして中火で12分蒸す。

⑤ 全体をよく混ぜて、パセリをふる。

memo
マッシュルームの代わりに、しめじ、椎茸、舞茸、えのきでも。

チンジャオロースー

レンジ

1人分	
エネルギー：228kcal	たんぱく質：19.8g
食物繊維： 1.8g	塩分： 1.4g

材料 （1人分）

牛肉 （赤身・焼き肉用）	80g
┌ 酒	大さじ1
│ しょうゆ	小さじ2/3
A 粗びき黒こしょう	少々
└ 片栗粉	小さじ1/3
れんこん	50g
黄パプリカ	1/3個 (40g)
長ねぎ	5cm
┌ オイスターソース	小さじ1
│ オリーブ油	小さじ1
B 酢	小さじ1/2
└ 粗びき黒こしょう	少々

作り方

① 牛肉は5mm幅に切る。れんこんは5cm長さに切って繊維に沿って太めの千切りにする。黄パプリカは横に3mm厚さに切り、長ねぎは5cm長さの千切りにする。

② 耐熱皿か大き目のボウルにクッキングシートをしき、牛肉を入れてAを絡める。

③ 牛肉の上に長ねぎ、れんこん、黄パプリカを順に重ね、Bをふって包む。

④ 600Wのレンジで3分加熱する。全体を混ぜる。

memo
れんこんの代わりに、もやしや下ゆでしたたけのこを使っても。

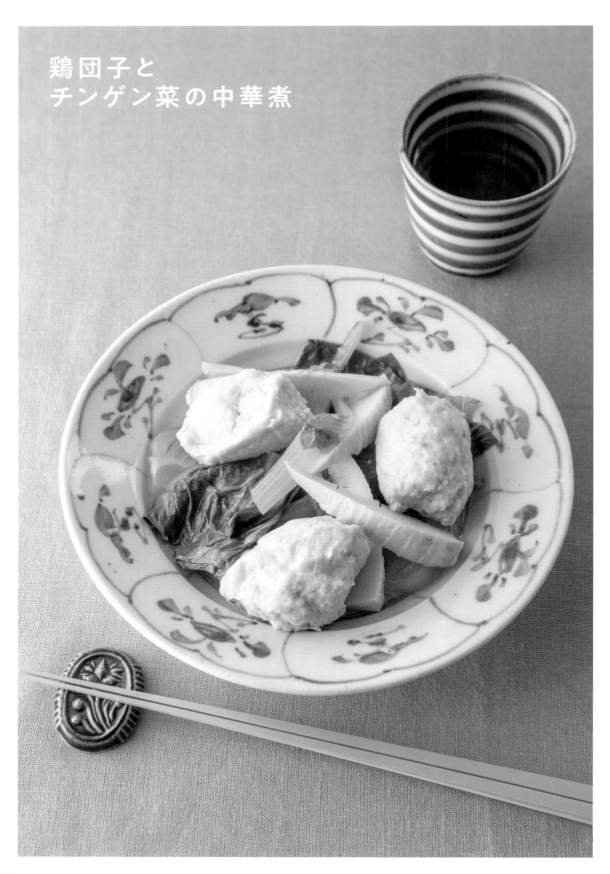

鶏団子と
チンゲン菜の中華煮

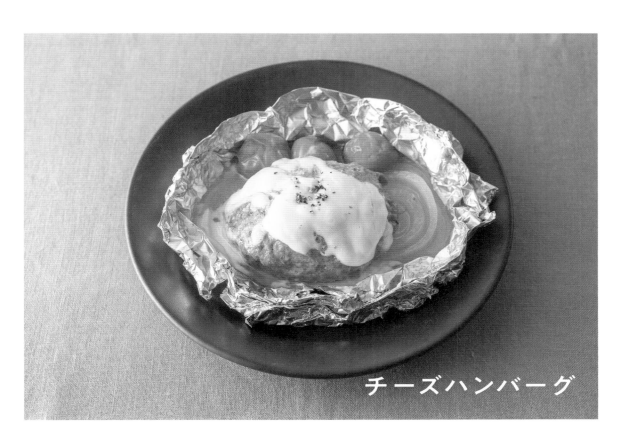

チーズハンバーグ

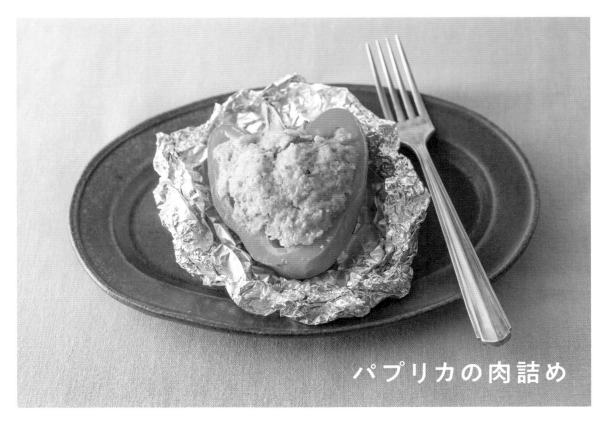

パプリカの肉詰め

鶏団子と
チンゲン菜の中華煮

フライパン

1人分		
エネルギー：187kcal	たんぱく質：19.6g	
食物繊維：2.5g	塩分：1.3g	

材料 （1人分）

鶏ひき肉（あればむね） ………… 80g

A ┌ みそ …………………… 小さじ2/3
  │ 酒 ……………………… 小さじ1
  └ 片栗粉 ………………… 小さじ1

チンゲン菜（小） ………… 1株（100g）
ゆでたけのこ（小） ………… 1個（50g）

B ┌ 鶏ガラスープの素 …… 小さじ1/2
  │ ごま油 ………………… 小さじ1/2
  │ 酒 ……………………… 小さじ1
  └ こしょう ……………………… 少々

作り方

① チンゲン菜は軸と葉に分け、軸は放射状に切り根元をよく洗う。葉は半分に切る。たけのこはくし切りにし、耐熱容器に入れ、かぶるくらいの水と一緒に600Wのレンジで1分30秒加熱し、水気をきる。

② クッキングシートにたけのことチンゲン菜の軸をおき、葉をのせる。

③ ひき肉にAを加えて混ぜる。3等分にして丸め、野菜の横に並べる。野菜の上にBをふって包む。

④ 熱湯を沸かしたフライパンで、蓋をして中火で10分蒸す。

⑤ 野菜を混ぜる。

column

たけのこ

　食感から食物繊維が含まれるのは想像がつきますね。たけのこには水溶性、不溶性どちらの食物繊維も含まれていて、便秘改善に役立ちます。食物繊維のほかにもミネラルである亜鉛や、アミノ酸の一種であるチロシンが含まれています。亜鉛は細胞の新陳代謝に欠かせない栄養素。チロシンは代謝促進や集中力アップに効果があるといわれ、黒髪の色素成分メラニンの材料にもなります。もう一つ注目しておきたいのがカリウム。塩分を排出する働きがあり、むくみの改善にも効果が期待できます。

チーズハンバーグ

トースター

1人分	
エネルギー： 315kcal	たんぱく質：23.6g
食物繊維： 1.6g	塩分： 1.3g

肉

材料 （1人分）

合いびき肉（赤身）	90g
┌ パン粉	大さじ1
│ おろし玉ねぎ	大さじ1
│ 牛乳	大さじ1
A 塩	小さじ1/5
│ 粗びき黒こしょう	少々
│ ナツメグ（あれば）	少々
└ 片栗粉	小さじ1/2
玉ねぎ（小）	50g
プチトマト	3個
ピザ用チーズ	15g
粗びき黒こしょう	少々
オリーブ油	小さじ1/2

作り方

① 玉ねぎは5mm厚さに2枚輪切りにする。

② ホイルにオリーブ油をぬり、玉ねぎを並べる。

③ ひき肉にAを加えてよく混ぜ、薄い小判型にまとめる。

④ 玉ねぎの上に③をのせ、トマトをおいてホイルを包む。

⑤ トースターの天板にのせ、15分焼く。ホイルを開き、チーズをふってさらに5分焼く。粗びき黒こしょうをふる。

パプリカの肉詰め

トースター

1人分	
エネルギー： 220kcal	たんぱく質：17.0g
食物繊維： 1.6g	塩分： 1.4g

材料 （1人分）

赤パプリカ	1/2個（60g）
豚ひき肉（赤身）	70g
┌ パン粉	大さじ2
│ 牛乳	大さじ1
│ おろし玉ねぎ	大さじ1
A ケチャップ	小さじ2
│ 塩 ── ミニスプーン2/3杯（0.7g）	
│ 粒マスタード	小さじ1
└ 片栗粉	小さじ1/2

作り方

① 赤パプリカはヘタをつけたまま、種を取る。

② 赤パプリカの内側に片栗粉少々（分量外）をふる。

③ ひき肉にAを加えてよく混ぜ、②に詰める。

④ ホイルで包み、トースターの天板にのせ、25〜30分焼く。

memo

パプリカより小さいピーマンを使うと焼く時間が短縮できます。

さばのゆず風味蒸し

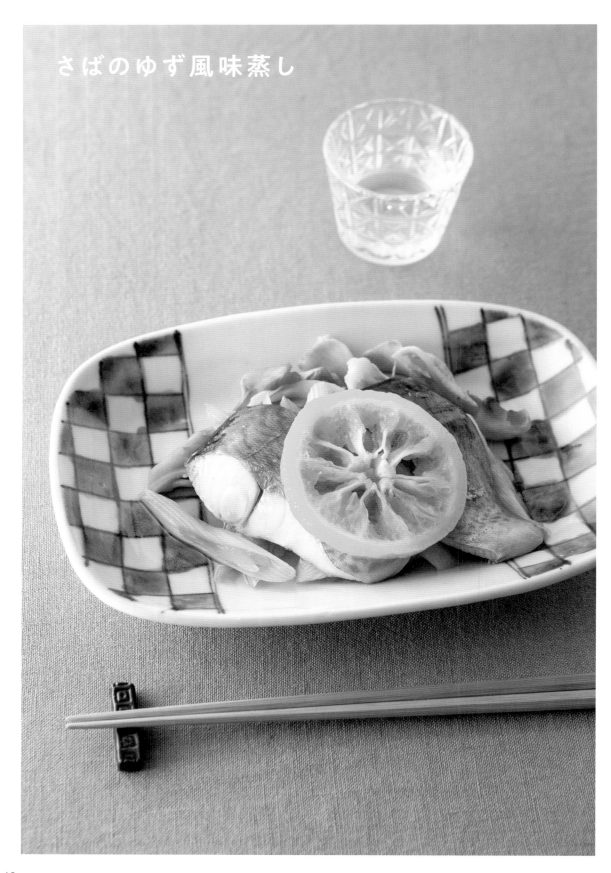

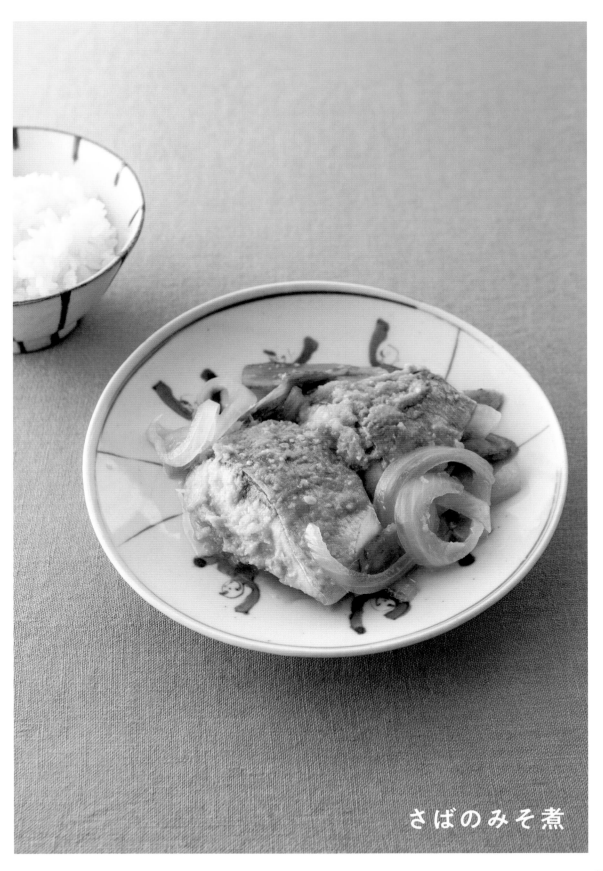

さばのみそ煮

さばのゆず風味蒸し

フライパン

	1人分		
エネルギー：	214kcal	たんぱく質：	17.4g
食物繊維：	1.1g	塩分：	0.8g

材料 （1人分）

さば	1切れ (80g)
酒	大さじ1
A ┌ しょうゆ	大さじ1/2
└ みりん	大さじ1/2
ゆずの輪切り	1枚
舞茸	1/3パック (30g)
長ねぎ	1/2本 (50g)

memo

さばを漬けた汁をレンジで加熱してかけてもいいが、塩分が気になる人はレシピ通りで。

作り方

① さばは斜めに半分に切り、酒を絡めて水気をふく。袋にさばとAを入れ、冷蔵庫で2時間ほどおく。舞茸はほぐす。長ねぎは1cm幅の斜め切りにする。

② クッキングシートに舞茸と長ねぎを並べ、汁気をきったさば、ゆずの順にのせて包む。

③ 熱湯を沸かしたフライパンで、蓋をして中火で10分蒸す。

column

さ ば

　魚は良質なたんぱく質が摂れる食材。さらに青魚に含まれる脂肪酸、DHA（ドコサヘキサエン酸）とEPA（エイコサペンタエン酸）は生活習慣病や認知症の予防成分として注目されています。とりわけ、さばのDHA、EPAの含有量はトップクラス。包んで蒸したり煮たりすることでムダにすることなく摂取でき、酸化も防ぐことができます。さらに脂肪酸の酸化を防ぐβ-カロテンやビタミンを多く含む、人参やほうれん草と一緒に食べると効率よく摂取できます。

　魚は旬のもの、新鮮なものを選ぶと栄養価が高く、味わいも最高。さばは背の斑紋が濃く、腹が虹色に光っていて金色の筋模様があるものを選ぶのがポイントです。

さばのみそ煮

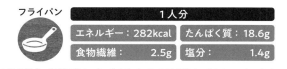

フライパン	1人分	
	エネルギー：282kcal	たんぱく質：18.6g
	食物繊維：　2.5g	塩分：　1.4g

魚介

材料 （1人分）

さば	1切れ (80g)
酒（下準備用）	大さじ1
A ┌ おろし生姜	小さじ1
├ みそ	大さじ1/2
├ 砂糖	大さじ1/2
└ 酒	大さじ1/2
玉ねぎ	1/4個 (50g)
ごぼう	20g
酒	大さじ1/2

作り方

① さばは斜めに半分に切り、酒（下準備用）を絡めて水気をふく。玉ねぎは5mm幅に切る。ごぼうは斜め薄切りにし、さっと洗って水気をきる。

② クッキングシートにごぼうを並べ、玉ねぎをのせ酒をふる。

③ さばをのせて、混ぜ合わせたAをかけて包む。

④ 熱湯を沸かしたフライパンで、蓋をして中火で10分蒸す。

ｃｏｌｕｍｎ

み　そ

　私たちの食生活になじみの深いみそ。みそ汁や調味料として手軽に摂れる発酵食品です。発酵させることで大豆のたんぱく質やイソフラボンが体に吸収されやすくなります。またアミノ酸の量が増え、うまみがアップ。さらには抗がん物質のエチルや高血圧防止効果のあるペプチドなど、みそ特有の成分も含まれています。とはいえ、塩分が気になるところ。魚は酒に絡めて水分をふき取るひと手間で、魚臭さがなくなり、少量の味付けでもおいしくいただけます。みそ汁なら、具沢山にしてしまえば、みそを減らしても具材のうまみで満足できる一杯に。

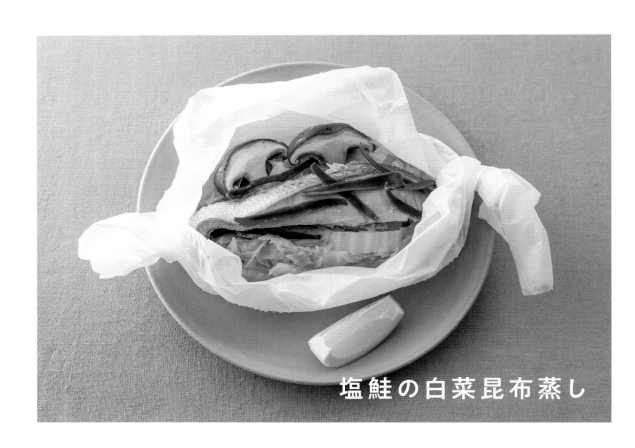

塩鮭の白菜昆布蒸し

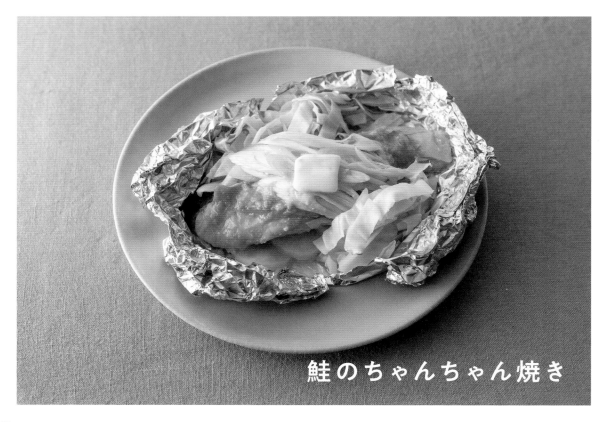

鮭のちゃんちゃん焼き

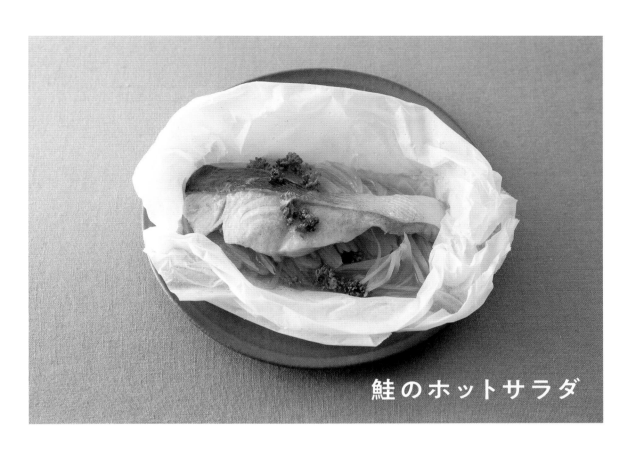

鮭のホットサラダ

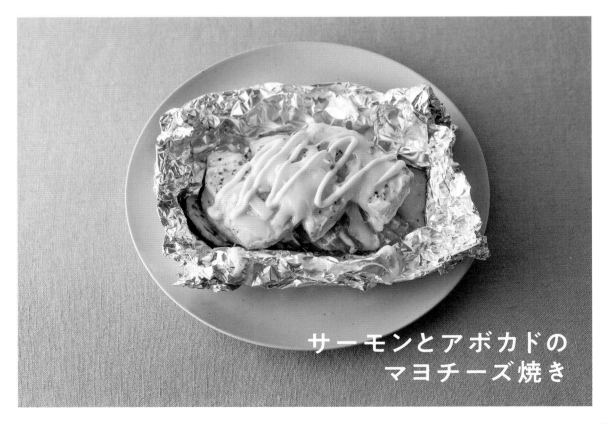

サーモンとアボカドの
マヨチーズ焼き

塩鮭の
白菜昆布蒸し

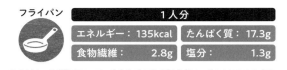

フライパン

1人分	
エネルギー：135kcal	たんぱく質：17.3g
食物繊維： 2.8g	塩分： 1.3g

材料 (1人分)

甘塩鮭 (小)	1切れ (70g)
酒 (下準備用)	大さじ1
白菜	1〜2枚 (100g)
椎茸	1個
昆布の千切り	1×3cm分
酒	大さじ1
レモン	1切れ

作り方

① 鮭に酒 (下準備用) を絡めて水気をふく。白菜は縦半分にし、横1cm幅に切る。椎茸は石づきを取って半分に切る。

② クッキングシートに白菜をおき、鮭をのせ、椎茸を添える。全体に昆布をちらし、酒をふって包む。

③ 熱湯を沸かしたフライパンで、蓋をして中火で10分蒸す。

④ レモンを絞る。

鮭の
ちゃんちゃん焼き

トースター

1人分	
エネルギー：253kcal	たんぱく質：20.8g
食物繊維： 2.6g	塩分： 1.4g

材料 (1人分)

生鮭	1切れ (80g)
酒	大さじ1
A ┌ みそ	大さじ1/2
└ みりん	大さじ1/2
じゃがいも (小)	1/2個 (50g)
キャベツ	1枚 (50g)
長ねぎ	1/4本 (25g)
バター	小さじ1
油	少々

作り方

① 鮭に酒を絡めて水気をふく。じゃがいもは薄い輪切りにしてさっと洗い、水気をきる。キャベツは1〜2cm幅に切り、長ねぎは斜め薄切りにする。

② ホイルに油をぬり、じゃがいもを並べ、鮭をのせ、まわりにキャベツをおく。Aを混ぜ合わせ、鮭にぬって長ねぎをのせ包む。

③ トースターの天板にのせ、15分焼く。バターをのせる。

鮭のホットサラダ

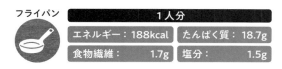

フライパン

1人分	
エネルギー：188kcal	たんぱく質：18.7g
食物繊維：1.7g	塩分：1.5g

材料 （1人分）

生鮭	1切れ (80g)
酒	大さじ1
塩	小さじ1/6 (0.8g)
こしょう	少々
玉ねぎ	1/4個 (50g)
人参	30g
白ワイン	大さじ1
┌ レモン汁	小さじ1
│ 酢	小さじ1
A オリーブ油	小さじ1
│ 塩	ミニスプーン1/2 (0.5g)
└ こしょう	少々
パセリ	少々

作り方

① 鮭に酒を絡めて水気をふく。玉ねぎは薄切り、人参は斜め薄切りにしてから千切りにする。パセリはちぎる。

② 鮭の表の面に塩・こしょうをふる。

③ クッキングシートに玉ねぎと人参をしき、鮭をのせ、白ワインをふって包む。

④ 熱湯を沸かしたフライパンで、蓋をして中火で10分蒸す。

⑤ Aを混ぜてかける。パセリをふる。

memo

白ワインの代わりに酒小さじ2、レモン汁小さじ1でもおいしく作れます。

サーモンとアボカドの マヨチーズ焼き

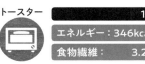

トースター

1人分	
エネルギー：346kcal	たんぱく質：19.8g
食物繊維：3.2g	塩分：1.2g

材料 （1人分）

サーモン（刺身用）	70g
アボカド	1/2個 (60g)
ピザ用チーズ	15g
オリーブ油	小さじ1/2
塩	小さじ1/6 (0.8g)
粗びき黒こしょう	少々
マヨネーズ	約小さじ1

memo

サーモンの火の通りはお好みに合わせて、焼き時間を調整してください。

作り方

① サーモンは1cm厚さ、アボカドは5mm厚さに切る。

② ホイルにオリーブ油をぬり、アボカドをずらして並べ、上にサーモンを並べる。

③ 塩・粗びき黒こしょうをふり、チーズをのせて包む。

④ トースターの天板にのせ、8〜10分焼く。

⑤ ホイルを開き、マヨネーズを絞る。

銀だらの甘みそ焼き

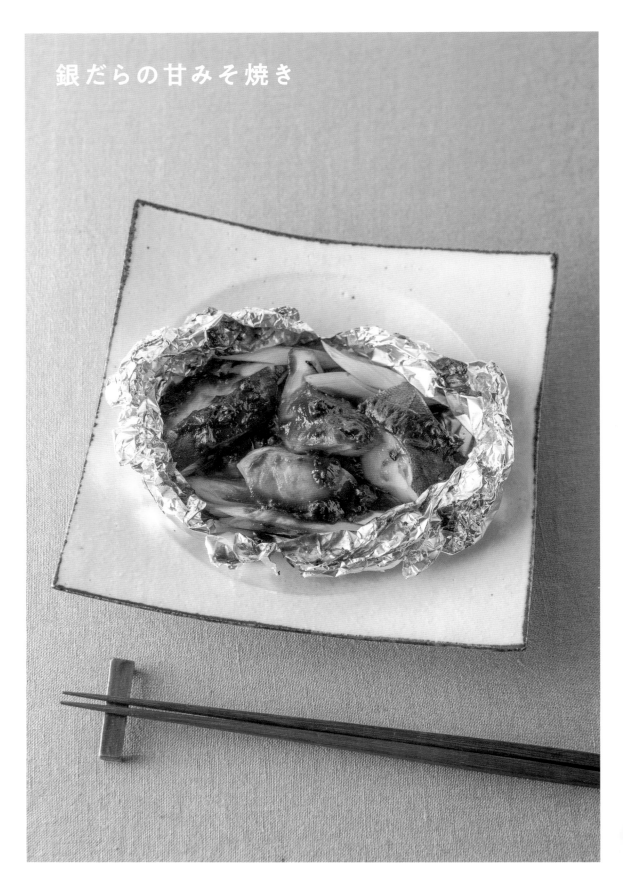

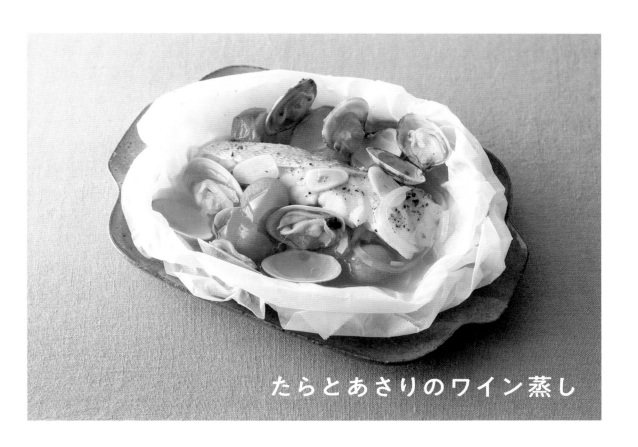

たらとあさりのワイン蒸し

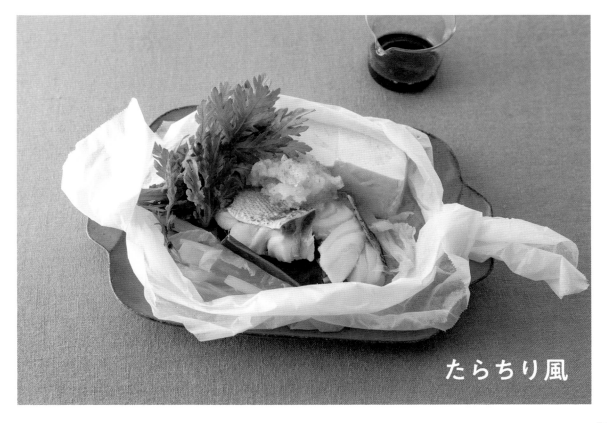

たらちり風

銀だらの甘みそ焼き

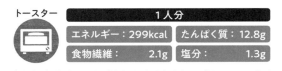
トースター

1人分	
エネルギー：299kcal	たんぱく質：12.8g
食物繊維：2.1g	塩分：1.3g

材料 （1人分）

銀だら	1切れ (80g)
酒（下準備用）	大さじ1
ごぼう	20g
長ねぎ	1/4本 (25g)
ごま油	小さじ1
こしょう	少々
A ┌ 赤みそ	大さじ1/2
├ みりん	大さじ1/2
├ 砂糖	小さじ1
└ 酒	小さじ1

作り方

① 銀だらは一口大に切り、酒（下準備用）を絡めて水気をふく。ごぼうは斜め薄切りにし、さっと洗って水気をふく。長ねぎは1cm幅の斜め切りにする。

② ホイルにごま油半量をぬり、ごぼう、長ねぎを平らにしき、残りの油とこしょうをふる。

③ ②に銀だらをのせ、Aをよく混ぜ合わせ、銀だらにかけて、ホイルを包む。

④ トースターの天板にのせ、12分焼く。

memo

さばやメカジキでもおいしく作れます。

column

銀だら　たら

　銀だらは実は深海魚。たらの仲間ではありません。スーパーマーケットなどで販売されているたらはマダラと呼ばれる魚です。

　銀だらにはたんぱく質や脂質のほか、ビタミンAが豊富。ビタミンAは免疫力を高める作用や、皮膚や粘膜を保護する作用があります。一方で、たらは脂質が少なく低カロリーのうえ、良質なたんぱく質が摂れるのでダイエットにも最適。どちらも味はくせがなくいろいろな料理に合わせやすい食材です。

たらとあさりの
ワイン蒸し

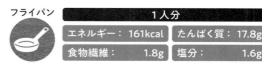

フライパン

1人分	
エネルギー： 161kcal	たんぱく質： 17.8g
食物繊維： 1.8g	塩分： 1.6g

魚介

材料 （1人分）

生たら	1切れ (80g)
酒	大さじ1
塩	ミニスプーン1/2 (0.5g)
粗びき黒こしょう	少々
あさり（殻付き）	6粒 (100g)
プチトマト	6個
にんにく	1/2かけ
玉ねぎ	1/4個 (50g)
白ワイン	大さじ1
オリーブ油	小さじ1

memo

たらの代わりに鯛でもおいしい。

作り方

① たらに酒を絡めて水気をふき、塩・粗びき黒こしょうをふる。あさりは砂抜きをして流水でこすり洗う。プチトマトのヘタを取る。にんにくと玉ねぎは薄切りにする。

② クッキングシートに玉ねぎを並べ、たらとにんにくをのせ、まわりにプチトマトとあさりをのせる。白ワインとオリーブ油をふって包む。

③ 熱湯を沸かしたフライパンで、蓋をして中火で8分蒸す。

たらちり風

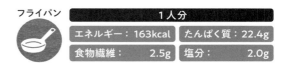

フライパン

1人分	
エネルギー： 163kcal	たんぱく質： 22.4g
食物繊維： 2.5g	塩分： 2.0g

材料 （1人分）

生たら	1切れ (80g)
酒	大さじ1
木綿豆腐	1/3丁 (100g)
白菜	1枚 (80g)
春菊の葉	1本分
昆布	5cm角1枚
大根おろし	25g（水気をきって15g）
一味唐辛子	少々
ポン酢しょうゆ	大さじ1

memo

春菊は軸ごと4cm長さに切って②で一緒に包み、蒸してもOK。

作り方

① たらは半分に切って、酒を絡めて水気をふく。木綿豆腐は半分に切る。白菜は5cm幅に切り、繊維に沿って1cm幅に切る。大根は皮ごとおろし、水気をきる。

② クッキングシートに白菜をしき、昆布、たらの順にのせ、空いているところに豆腐をのせて包む。

③ 熱湯を沸かしたフライパンで、蓋をして中火で12分蒸す。

④ 春菊を添え、大根おろしと一味唐辛子を混ぜてのせ、ポン酢しょうゆをかける。

塩ぶりの酒蒸し
ゆずこしょう風味

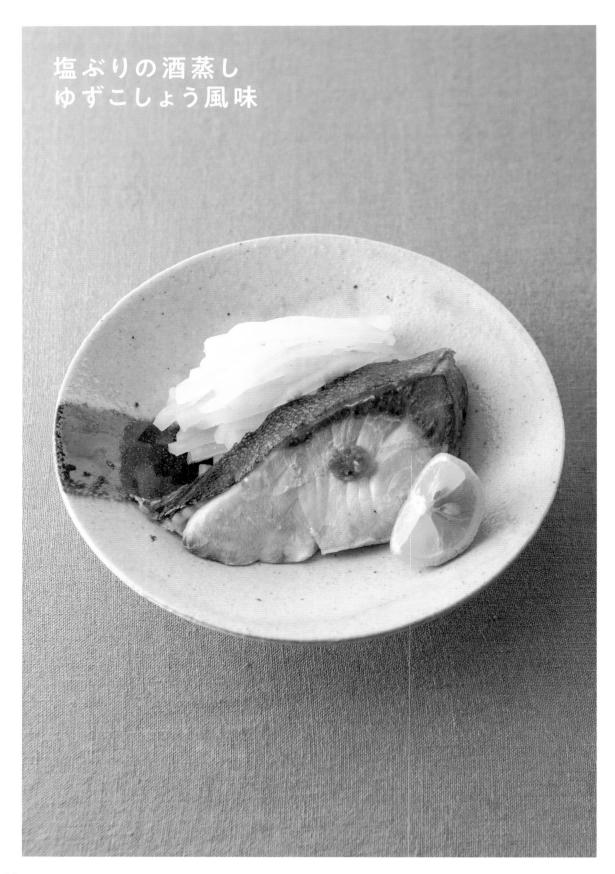

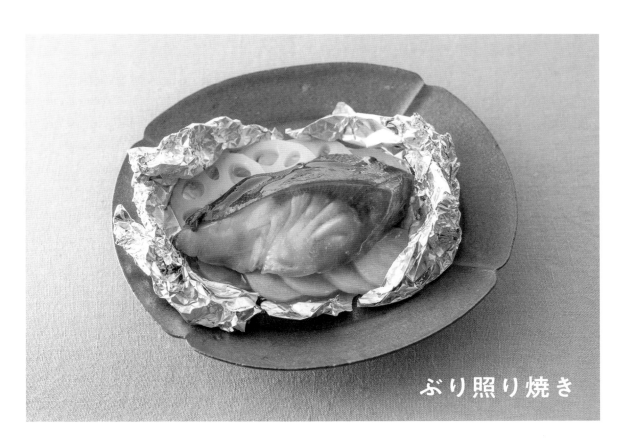

ぶり照り焼き

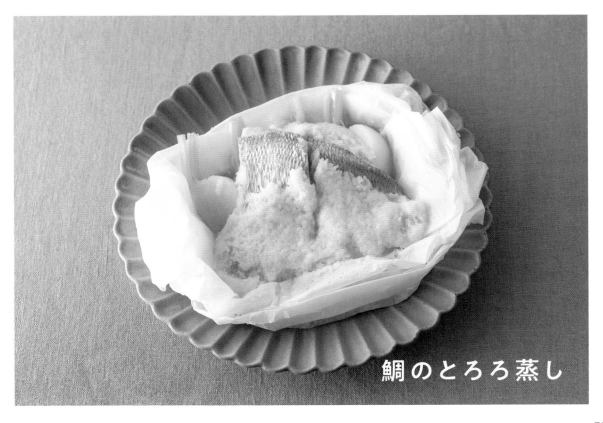

鯛のとろろ蒸し

塩ぶりの酒蒸し
ゆずこしょう風味

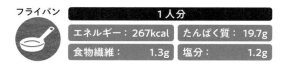

フライパン

1人分	
エネルギー：267kcal	たんぱく質：19.7g
食物繊維： 1.3g	塩分： 1.2g

材料 （1人分）

ぶり	1切れ (90g)
酒（下準備用）	大さじ1
塩	小さじ1/5
大根	2〜3cm (100g)
酒	大さじ1
ゆずこしょう	少々
ゆず（小）	1/8個

作り方

① ぶりは酒（下準備用）を絡めて水気をふき、両面に塩をまぶして冷蔵庫で1時間以上半日ほどおく。大根は輪切りにしてから千切りにする。

② クッキングシートに大根を並べて、水気をふいたぶりをおいて酒をふり、包む。

③ 熱湯を沸かしたフライパンで、蓋をして中火で12分蒸す。

④ ゆずこしょうを添え、ゆずを絞る。

column

ぶり

出世魚としても知られるぶり。縁起の良い食材でお正月に食べることも多いと思います。わかし→いなだ→わらさ（はまち）→ぶりと成長に合わせて呼び方が変わり、70〜80cm以上の成魚をぶりといいます。

ぶりの血合いにはビタミンやミネラルが身の部分よりも多く含まれています。疲労回復や動脈硬化予防にも効果的。にんにくやにらなどの香り成分が疲労回復効果を持続させるので、一緒に食べるのがおすすめです。

ぶり照り焼き

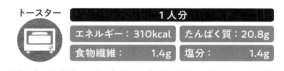

トースター	1人分	
エネルギー：310kcal	たんぱく質：20.8g	
食物繊維： 1.4g	塩分： 1.4g	

材料 （1人分）

ぶり	1切れ (90g)
酒	大さじ1
A ┌ しょうゆ	大さじ1/2
└ みりん	大さじ1/2
れんこん (小)	1/5節 (30g)
人参	30g
油	小さじ1/2

作り方

① ぶりは酒を絡めて水気をふき、ビニール袋に入れてAを加え、冷蔵庫で1時間漬ける。れんこんと人参は薄い輪切りにする。

② ホイルに野菜を並べて油をかけ、汁気をきったぶりをのせて包む。残った汁は取っておく。

③ トースターの天板にのせ、15分焼く。残り汁をレンジで加熱し、かける。

memo
塩分が気になる人は、焼きあがりにかける残り汁を半量に。

鯛のとろろ蒸し

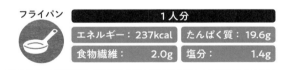

フライパン	1人分	
エネルギー：237kcal	たんぱく質：19.6g	
食物繊維： 2.0g	塩分： 1.4g	

材料 （1人分）

鯛	1切れ (80g)
酒	大さじ1
塩	小さじ1/6 (0.8g)
かぶ	1/2個 (50g)
やまといも	50g
A ┌ めんつゆ (3倍濃縮)	小さじ1
└ 水	大さじ1
油	小さじ1/2

作り方

① 鯛は半分に切り、酒を絡めて水気をふいて、表面に塩をまぶす。かぶは皮ごとくし切り、やまといもはおろす。

② クッキングシートの中央に広めに油をぬり、かぶをしいて、鯛をのせる。

③ やまといもにAを混ぜて鯛にかけ、包む。

④ 熱湯を沸かしたフライパンで、蓋をして中火で10分蒸す。

memo
鯛の代わりに、金目鯛やさわらでも。

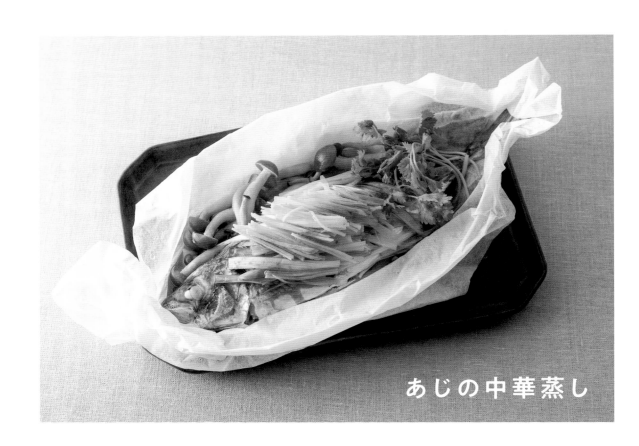

あじの中華蒸し

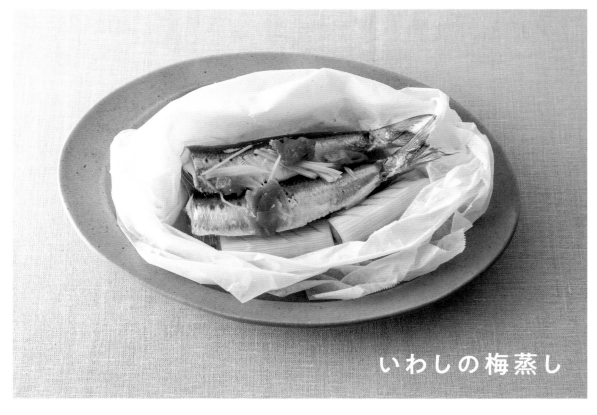

いわしの梅蒸し

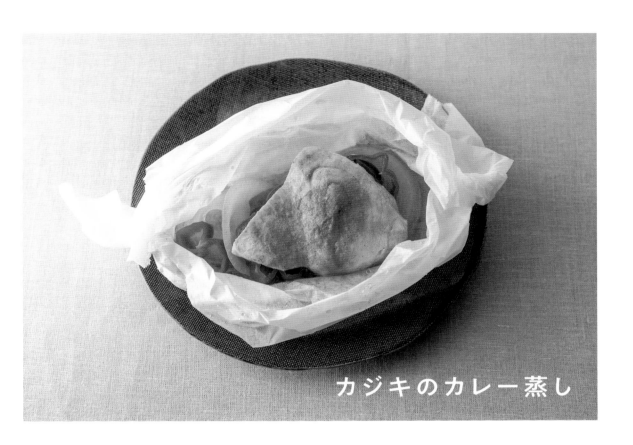

カジキのカレー蒸し

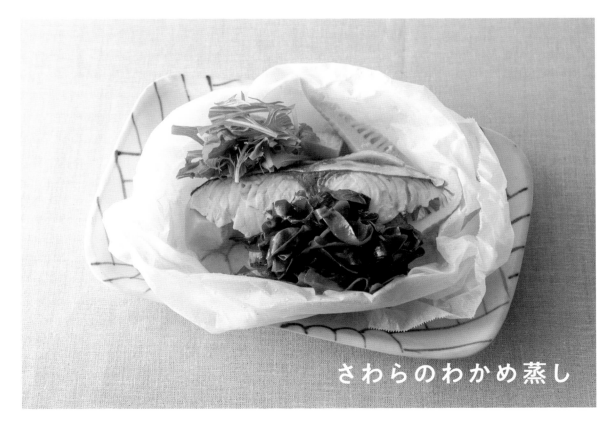

さわらのわかめ蒸し

あじの中華蒸し

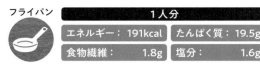

フライパン	1人分	
エネルギー：	191kcal	たんぱく質： 19.5g
食物繊維：	1.8g	塩分： 1.6g

材料 (1人分)

あじ (中)	1尾
塩	ミニスプーン1/2 (0.5g)
長ねぎ (青い部分)	4cm
長ねぎ (白い部分)	5cm
生姜	2/3かけ
しめじ (小)	1/3パック (30g)
シャンツァイ	少々
酒	大さじ1
┌ しょうゆ	小さじ1
A ごま油	小さじ1
└ 砂糖	小さじ1/2

作り方

① あじはぜいごとうろこを取り、腹に切れ目を入れてワタを除き、血合いを洗って水気をふく。腹に長ねぎ（青い部分）を詰め、両面に切れ目を入れ、表面に塩をふる。長ねぎ（白い部分）と生姜は千切りにし、しめじは石づきを取ってほぐす。

② クッキングシートにあじ、長ねぎ（白い部分）、生姜の順にのせ、空いているところにしめじをのせる。酒をふって包む。

③ 熱湯を沸かしたフライパンで、蓋をして中火で12〜15分蒸す。

④ Aを混ぜてかけ、シャンツァイを添える。

いわしの梅蒸し

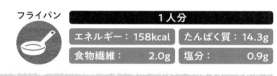

フライパン	1人分	
エネルギー：	158kcal	たんぱく質： 14.3g
食物繊維：	2.0g	塩分： 0.9g

材料 (1人分)

いわし (小)	2尾
梅干しの果肉 (たたく・塩分15%)	小さじ1
生姜	薄切り2枚
ごぼう	20g
長ねぎ	1/4本 (25g)
酒	大さじ1

作り方

① いわしはうろこを取り、頭を落として、腹を斜めに切ってワタを除き、血合いを洗って水気をふく。ごぼうは斜め薄切りにして、さっと洗って水気をきる。生姜は千切り、長ねぎは斜めに切れ目を入れ、半分に切る。

② クッキングシートにごぼうをしき、いわし、長ねぎをおき、生姜をいわしの上にのせる。

③ 酒をかけ、梅をいわしの上において包む。

④ 熱湯を沸かしたフライパンで、蓋をして中火で10〜12分蒸す。

カジキのカレー蒸し

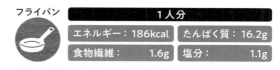

フライパン	1人分	
	エネルギー：186kcal	たんぱく質：16.2g
	食物繊維： 1.6g	塩分： 1.1g

材料（1人分）

メカジキ	1切れ（80g）
酒	大さじ1
塩	小さじ1/5
カレー粉	小さじ1/5
ピーマン	1個（30g）
玉ねぎ	50g
オリーブ油	小さじ1

memo

ホイルに包んでトースターで12分焼いてもよい。メカジキの代わりにぶりやさわらでも。

作り方

① メカジキは酒を絡めて水気をふく。ピーマンはヘタ、種、ワタを取って5mm幅の輪切り、玉ねぎは1cm幅の輪切りにしてほぐす。

② メカジキの両面に塩とカレー粉をふる。

③ クッキングシートに玉ねぎとピーマンをしいて、②をのせ、オリーブ油を全体にふって包む。

④ 熱湯を沸かしたフライパンで、蓋をして中火で10分蒸す。

さわらのわかめ蒸し

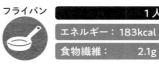

フライパン	1人分	
	エネルギー：183kcal	たんぱく質：18.4g
	食物繊維： 2.1g	塩分： 1.5g

材料（1人分）

さわら	1切れ（80g）
酒（下準備用）	大さじ1
塩蔵わかめ	10〜15g（戻して約20〜25g）
ゆでたけのこ（小）	1個（50g）
A ┌ 酒	大さじ1/2
├ 薄口しょうゆ	小さじ1
└ みりん	小さじ1
水菜	少々

memo

さわらの代わりに鯛や太刀魚などでも。

作り方

① さわらは酒（下準備用）を絡めて水気をふく。わかめはよく洗ってたっぷりの水につけて3分戻し、水気を絞って食べやすい大きさに切る。たけのこはくし切りまたは薄切りにして、耐熱容器に入れ、かぶるくらいの水を加えて、600Wのレンジで1分30秒加熱し、水気をきる。水菜は4cm長さに切る。

② クッキングシートにたけのこをしき、さわら、わかめの順にのせる。Aを混ぜてかけ、包む。

③ 熱湯を沸かしたフライパンで、蓋をして中火で10分蒸す。

④ 水菜を添える。

さんまのオイル焼き

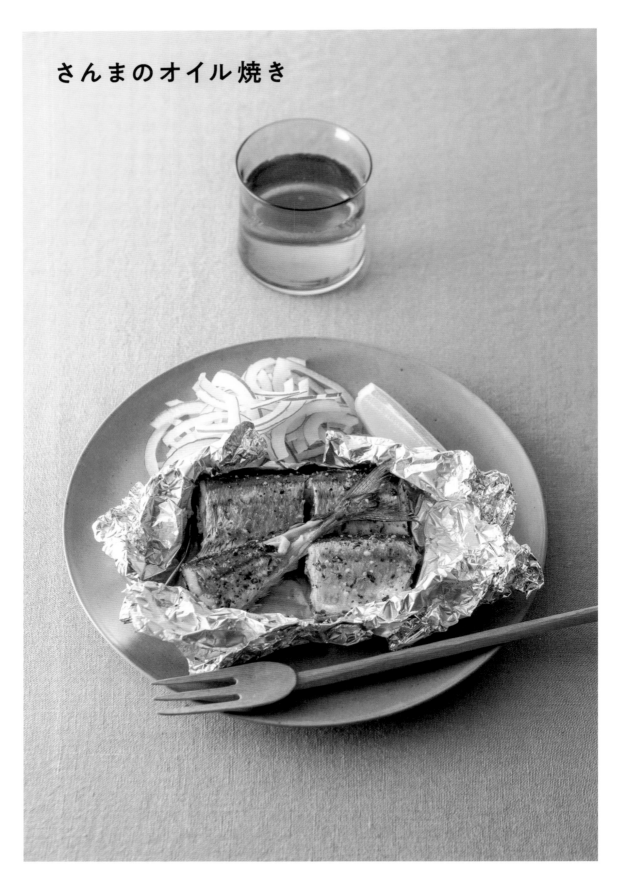

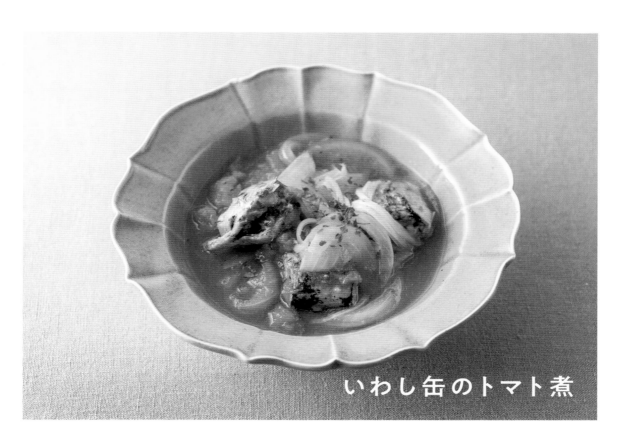

いわし缶のトマト煮

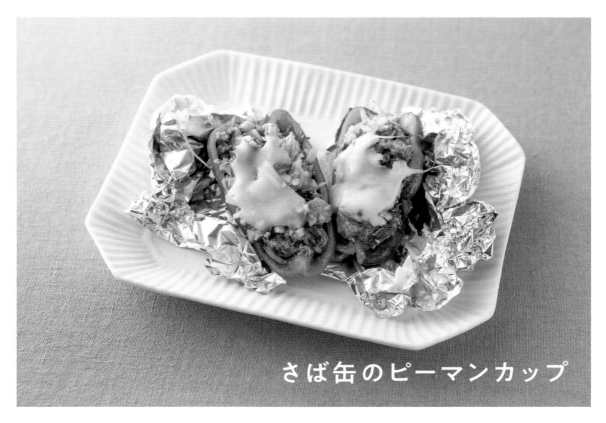

さば缶のピーマンカップ

さんまのオイル焼き

トースター

1人分	
エネルギー：375kcal	たんぱく質：18.6g
食物繊維：0.9g	塩分：1.4g

材料 （1人分）

さんま (小) ……………………… 1尾
┌ 塩 ………………………… 小さじ1/5
A 粗びき黒こしょう ………… 少々
└ ドライタイム（あれば）……… 少々
オリーブ油 …………………… 小さじ1
紫玉ねぎ ………………… 1/6個（30g）
レモン ……………………………… 1切れ
※旬以外の時期に出まわる解凍さん
　まの場合は、Aの塩はなしでOK。

memo

ダイエット中なら、2人分としても。
さんまの代わりにいわし（小）2尾を
使ってもおいしくできます。

作り方

① 紫玉ねぎは繊維を切るようにごく薄切りにし、砂糖・塩各少々（分量外）を加えた水にさっとつけ、水気をふく。さんまは頭を落として4等分し、腹は切らずにワタを除き、血合いを洗って水気をふく。

② ホイルにさんまをのせ、Aを全体にふる。オリーブ油をまんべんなくかけ、包む。

③ トースターの天板にのせ、12分焼く。

④ 紫玉ねぎを添え、レモンを絞る。

column

さんま

　秋の味覚といえばさんまです。旬を迎えるとEPAが増えます。口の先が黄色いものが新鮮な証拠。太くてハリと光沢があるものがおいしいさんまを選ぶポイントです。

　さんまのつけあわせにはレモンや大根おろしが一般的ですが、これは栄養面からみてもとてもいい組み合わせです。レモンや大根に含まれるビタミンCがEPAの酸化を防いで、鉄の吸収も促進してくれます。

　またビタミンB12が豊富で鉄や赤血球を増やして貧血予防にも効果があります。

いわし缶のトマト煮

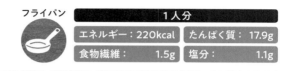

フライパン	1人分	
エネルギー：220kcal		たんぱく質：17.9g
食物繊維：1.5g		塩分：1.1g

材料（1人分）

いわし水煮缶 ………… 身3切れ（80g）
カットトマト缶 ………………………… 50g
玉ねぎ ………………………… 1/4個（50g）
にんにく …………………………………… 少々
┌ オリーブ油 …………………… 小さじ1
│ いわし缶の汁 ………………… 小さじ1
A
│ 塩 ……… ミニスプーン1/2（0.5g）
└ 粗びき黒こしょう ……………… 少々
ドライイタリアンパセリ
　またはパセリ …………………… 少々

作り方

① 玉ねぎは薄切りにし、にんにくはおろす。
② クッキングシートに玉ねぎをしき、いわし缶、トマト缶、にんにくをのせ、**A**を加えて包む。
③ 熱湯を沸かしたフライパンで、蓋をして中火で8〜10分蒸す。
④ 全体をさっと混ぜてパセリをふる。

memo

いわし缶の代わりにさば缶でも。

さば缶の
ピーマンカップ

トースター	1人分	
エネルギー：162kcal		たんぱく質：15.5g
食物繊維：0.9g		塩分：1.0g

材料（1人分）

ピーマン ………………………… 1個（30g）
さば水煮缶 ………………………………… 60g
┌ 玉ねぎ（みじん切り）…… 大さじ1
A　カレー粉 ……………………………… 少々
└ 塩 ……… ミニスプーン1/3（0.3g）
ピザ用チーズ ……………………………… 10g

作り方

① ピーマンは縦半分に切り、ヘタの内側に切れ目を入れてワタと種を取る。
② ホイルにピーマンをおき、さば缶に**A**を混ぜて詰め、チーズをのせて、包む。
③ トースターの天板にのせ、8分ほどピーマンが好みのやわらかさになるまで焼く。

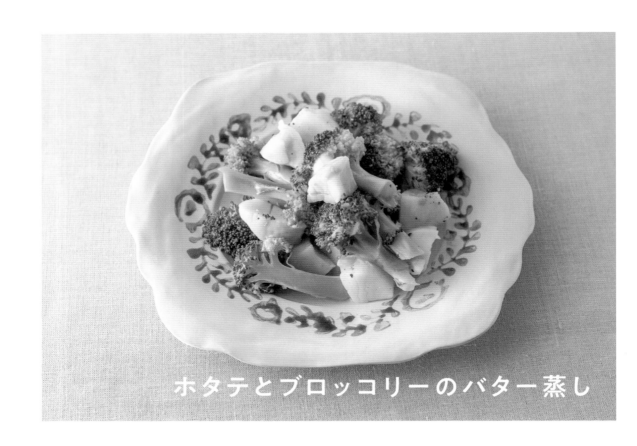

ホタテとブロッコリーのバター蒸し

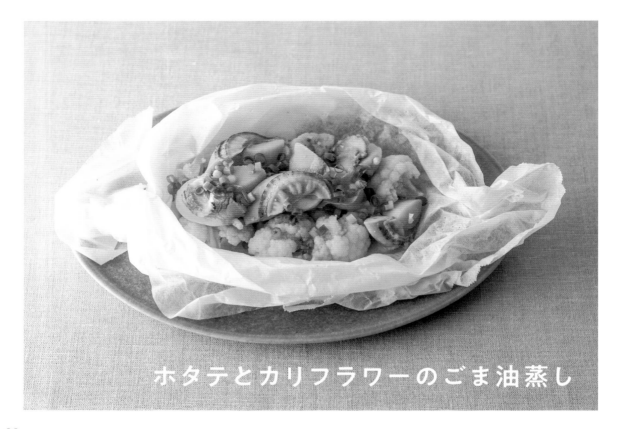

ホタテとカリフラワーのごま油蒸し

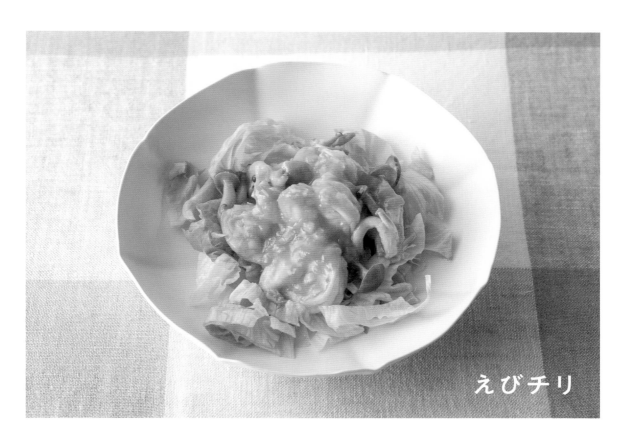

えびチリ

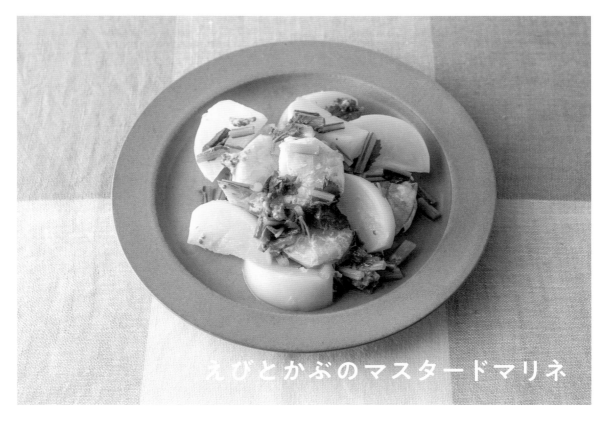

えびとかぶのマスタードマリネ

ホタテとブロッコリーの
バター蒸し

フライパン

1人分	
エネルギー： 149kcal	たんぱく質： 19.3g
食物繊維： 4.0g	塩分： 1.2g

材料 （1人分）

ホタテ貝柱 (大) ………… 3個 (90g)
ブロッコリー …… 1/4〜1/3個 (90g)
　┌ 塩 ……… ミニスプーン1/2 (0.5g)
A　粗びき黒こしょう ………… 少々
　└ 酒 …………………… 大さじ1/2
ポン酢しょうゆ ………… 小さじ1/2
バター ……………………… 小さじ1

作り方

① ホタテは4等分に切る。ブロッコリーは小さめに切り、水にさらして水気をきる。
② クッキングシートにホタテとブロッコリーを順にのせ、Aをふって包む。
③ 熱湯を沸かしたフライパンで、蓋をして中火で8分蒸す。
④ さっと混ぜて、ポン酢しょうゆとバターを加える。

ホタテとカリフラワーの
ごま油蒸し

フライパン

1人分	
エネルギー： 145kcal	たんぱく質： 17.1g
食物繊維： 2.5g	塩分： 1.3g

材料 （1人分）

ボイルホタテ (大) ………… 3個 (80g)
酒 ……………………… 大さじ1/2
カリフラワー ………………… 80g
ごま油 ……………………… 小さじ1
しょうゆ …………………… 小さじ1
小ねぎ ……………………… 1本

memo

大きなボイルホタテがない場合は小さなものでもOK。切らずにそのまま使います。

作り方

① ホタテは2等分に切り、酒を絡めて水気をふく。カリフラワーは1cm厚さに切り、水にさらして水気をきる。小ねぎは小口切りにする。
② クッキングシートにカリフラワーを並べ、ホタテをのせ、ごま油をかけて包む。
③ 熱湯を沸かしたフライパンで、蓋をして中火で5分蒸す。
④ しょうゆを回しかけ、小ねぎをふる。

えびチリ

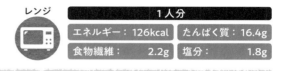

レンジ	1人分	
	エネルギー： 126kcal	たんぱく質： 16.4g
	食物繊維： 2.2g	塩分： 1.8g

材料（1人分）

えび（中・殻付き）… 4尾（殻をむいて80g）
片栗粉 ……………………… 大さじ1/2
A
┌ 酒 ……………………………… 小さじ1
│ 塩 ……… ミニスプーン1/2（0.5g）
│ 豆板醤 ………………………… 少々
└ しょうゆ ……………………… 少々
B
┌ おろし生姜 ………………… 小さじ1/2
│ おろしにんにく ……………… 少々
│ 長ねぎ ………………………… 5cm
│ ケチャップ …………………… 大さじ1
│ 片栗粉 ……………………… 小さじ1/3
└ ごま油 ……………………… 小さじ1/3
しめじ（小）………… 1/3パック（30g）
レタス …………………………… 1枚

作り方

① レタスは1cm幅に切る。えびは殻をむいて背に切れ目を入れてワタを取り、片栗粉をまぶして洗い、水気をふく。長ねぎはみじん切り、しめじは石づきを取ってほぐす。

② クッキングシートを耐熱皿か耐熱ボウルにのせ、えびとAを入れて絡め、Bを加えて混ぜる。

③ しめじをのせて、包む。

④ 600Wのレンジで2分〜2分20秒加熱し、2分ほどおいて混ぜる。レタスを添える。

えびとかぶの
マスタードマリネ

フライパン	1人分	
	エネルギー： 140kcal	たんぱく質： 16.5g
	食物繊維： 2.4g	塩分： 1.5g

材料（1人分）

えび（中・殻付き）
………………… 4尾（殻付き110g）
片栗粉 ……………………… 大さじ1/2
塩 …………………………… 小さじ1/5
こしょう ……………………… 少々
かぶ ……… 1個（かぶ100g 葉30g）
オリーブ油 ………………… 小さじ1
粒マスタード ………………… 小さじ1

作り方

① えびは尾の先を切り、殻ごと背に切れ目を入れてワタを取り、片栗粉をまぶして洗い、水気をふいて、塩・こしょうを絡める。かぶは皮ごとくし切りにし、葉は2cm幅に切る。

② クッキングシートの中央にえびを重ならないようにおき、まわりにかぶ、上に葉をのせる。オリーブ油をふって包む。

③ 熱湯を沸かしたフライパンで、蓋をして中火で8分蒸す。

④ 粒マスタードで和える。

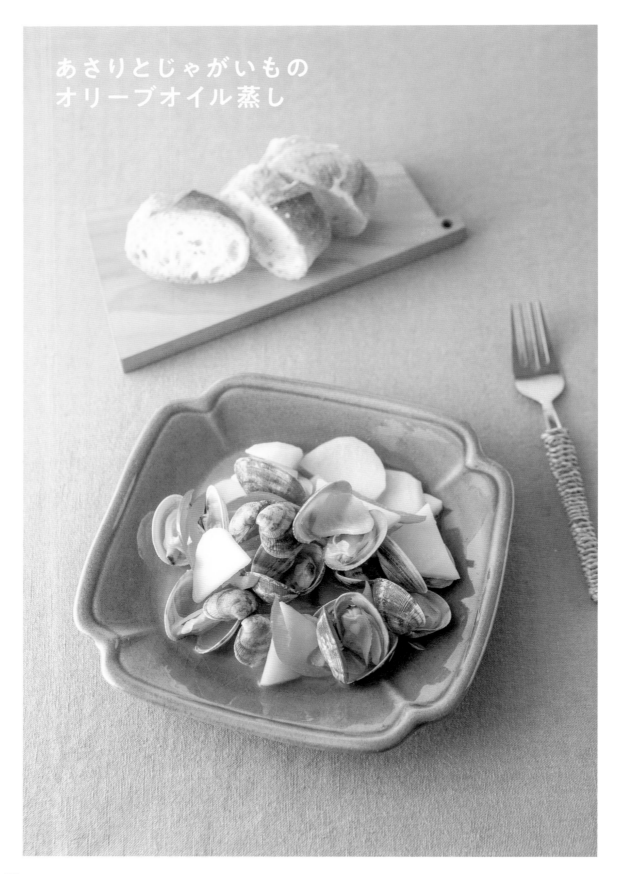

あさりとじゃがいもの
オリーブオイル蒸し

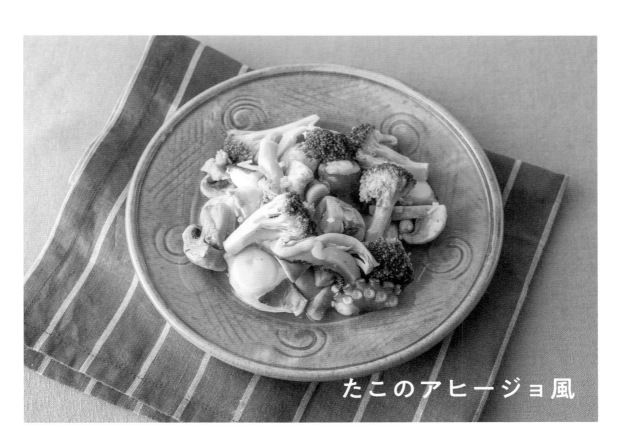

たこのアヒージョ風

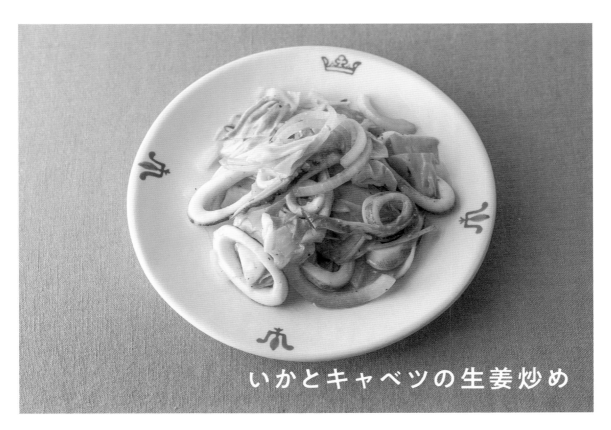

いかとキャベツの生姜炒め

あさりとじゃがいもの オリーブオイル蒸し

フライパン

1人分			
エネルギー：	179kcal	たんぱく質：	5.4g
食物繊維：	1.6g	塩分：	1.3g

材料 （1人分）

あさり（殻付き）………………	150g
じゃがいも（小）………………	1個（100g）
赤パプリカ……………………	1/6個（20g）
A ┌ 酒 ………………………	小さじ1
└ オリーブ油 ………………	小さじ2

作り方

① あさりは砂抜きをして流水でこすり洗う。じゃがいもは薄い半月切りにし、さっと洗い水気をきる。赤パプリカは千切りにする。

② クッキングシートにじゃがいもを並べ、あさり、パプリカをのせ、**A**をふって包む。

③ 熱湯を沸かしたフライパンで、蓋をして中火で10分蒸し、全体を混ぜる。

column

あさり

　ミネラルの一種、マグネシウムの含有量がトップクラスのあさり。骨の形成と血圧調整に作用し、糖質と脂肪の燃焼を助けてくれる、生活習慣病予防に最適な食材です。ビタミンB12も豊富なため、貧血予防にも効果があります。

　おいしいあさりを見分けるコツは、殻の模様が鮮やかで、貝の口がしっかりと閉じているものを選ぶこと。保存するときはしっかり砂抜きをしてから水分をふき取り、ジッパー付き保存袋に入れて空気を抜いて冷凍庫へ。1カ月程度保存できます。使うときは冷凍のまま調理に使えて便利です。

たこのアヒージョ風

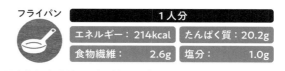

フライパン

1人分	
エネルギー： 214kcal	たんぱく質： 20.2g
食物繊維： 2.6g	塩分： 1.0g

材料 （1人分）

ゆでたこ	80g
マッシュルーム	3個（40g）
ブロッコリー	2房（40g）
A ┌ 塩	ミニスプーン1/2（0.5g）
│ にんにく	みじん切り少々
│ 一味唐辛子	少々
│ オリーブ油	大さじ1
└ 白ワイン	小さじ1

作り方

① たこはぶつ切り、マッシュルームは4等分に切る。ブロッコリーは小さめに切り、水にさらして水気をきる。

② クッキングシートにブロッコリー、マッシュルーム、たこの順に重ね、**A**をふって包む。

③ 熱湯を沸かしたフライパンで、蓋をして中火で10～12分蒸し、全体を混ぜる。

memo

Aの白ワインがなければ、同量の酒で作り、仕上げにレモン汁をふってもおいしい。

いかとキャベツの生姜炒め

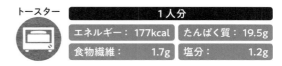

トースター

1人分	
エネルギー： 177kcal	たんぱく質： 19.5g
食物繊維： 1.7g	塩分： 1.2g

材料 （1人分）

するめいか（胴の部分）	1/2杯（100g）
キャベツ	1枚（50g）
生姜	1かけ
玉ねぎ	1/6個（30g）
A ┌ ごま油	大さじ1/2
│ 粗びき黒こしょう	少々
│ 酒	小さじ1
└ オイスターソース	小さじ1

作り方

① いかは5mm幅の輪切り、キャベツはざく切り、生姜は千切り、玉ねぎは繊維を切るように薄切りにする。

② ホイルにいかを平らに並べ、まわりに玉ねぎ、上に生姜、キャベツをのせる。**A**をよく混ぜてからふりかけ、包む。

③ トースターの天板にのせ、12分ほどいかに火が通るまで焼く。全体を混ぜる。

豆腐とかきの甘みそ蒸し

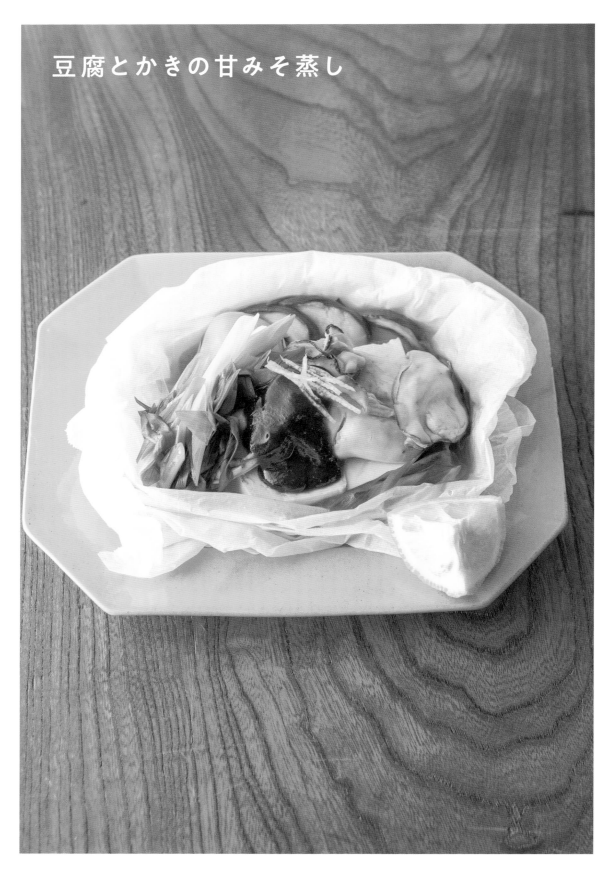

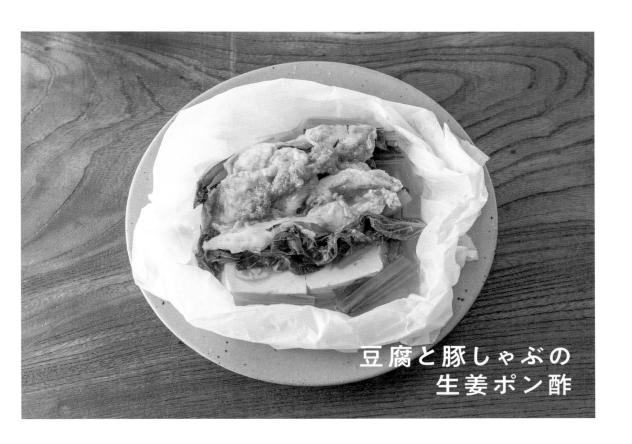

豆腐と豚しゃぶの
生姜ポン酢

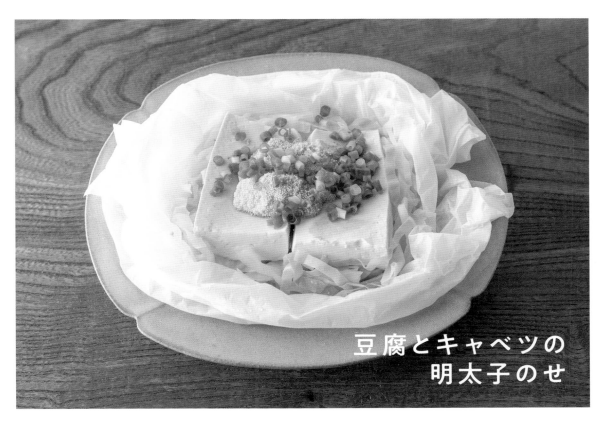

豆腐とキャベツの
明太子のせ

豆腐とかきの甘みそ蒸し

フライパン

1人分			
エネルギー：	174kcal	たんぱく質：	14.9g
食物繊維：	2.6g	塩分：	1.6g

材料 （1人分）

かき	6～7個（100g）
片栗粉	大さじ1/2
木綿豆腐	1/3丁（100g）
わけぎ（小）	2本（40g）
椎茸	1個
ゆずの皮	少々
甘みそ	小さじ1強

※甘みその作り方は95ページ参照

ゆず	1/8個

memo

甘みその代わりにポン酢しょうゆと一味おろしでも。

作り方

① かきは片栗粉を絡めてから洗い、水気をきる。豆腐は2等分に切る。わけぎは斜めぶつ切り、椎茸は5mm幅に切る。ゆずの皮の黄色い部分は千切りにする。

② クッキングシートにわけぎ、豆腐、椎茸をおき、上にかきをのせ、包む。

③ 熱湯を沸かしたフライパンで、蓋をして中火で8分蒸す。

④ 甘みそとゆずの皮を添え、ゆずを絞る。

column

豆　腐

　植物性たんぱく質が豊富な食材の代表格。動物性たんぱく質よりもカロリーが抑えられるため、ダイエット中の強い味方です。豆腐には絹ごしと木綿がありますが、たんぱく質の含有量が多いのは木綿豆腐です。

　イソフラボンも豊富なため、更年期の不調改善や骨粗しょう症予防、肌荒れや冷え性の改善にも効果が期待できます。

豆腐と豚しゃぶの
生姜ポン酢

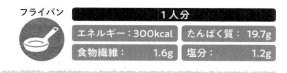

フライパン

1人分	
エネルギー：300kcal	たんぱく質： 19.7g
食物繊維： 1.6g	塩分： 1.2g

材料 （1人分）

木綿豆腐	1/3丁（100g）
小松菜	60g
豚ロース肉（しゃぶしゃぶ用）	5〜6枚（60g）
酒	大さじ1
A ┌ ポン酢しょうゆ	小さじ2
├ おろし生姜	小さじ1
└ ごま油	小さじ1

作り方

① 豆腐は4等分に切る。小松菜は根元を十文字に切って洗い、4cm幅に切る。
② クッキングシートに豆腐をおき、まわりに小松菜、上に豚肉を広げておく。豚肉に酒をふりかけて包む。
③ 熱湯を沸かしたフライパンで、蓋をして中火で8分蒸す。
④ Aを混ぜて③にかける。

豆腐とキャベツの
明太子のせ

レンジ

1人分	
エネルギー： 123kcal	たんぱく質： 11.3g
食物繊維： 2.4g	塩分： 1.2g

材料 （1人分）

木綿豆腐	1/3丁（100g）
キャベツ	2枚（100g）
A ┌ 明太子	15g
└ 酒	小さじ1
小ねぎ	1本
ポン酢しょうゆ	小さじ1/2

作り方

① 豆腐は4等分、キャベツは太めの千切り、小ねぎは小口切りにする。明太子は薄皮を取る。
② 耐熱皿にクッキングシートをしき、キャベツを広げて豆腐をのせ、Aを混ぜて豆腐の上にのせて包む。
③ 600Wのレンジで3分加熱する。
④ 小ねぎとポン酢しょうゆをふる。

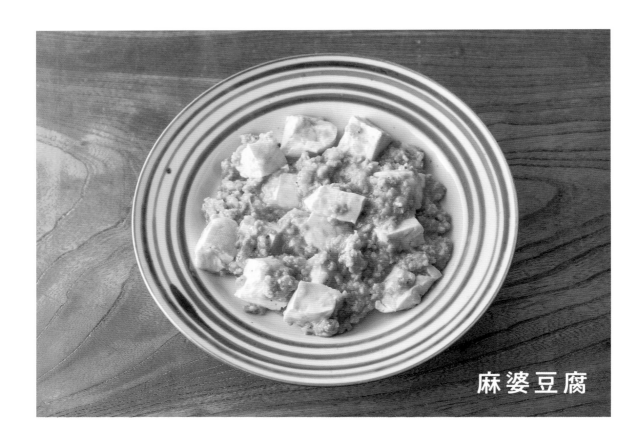

麻婆豆腐

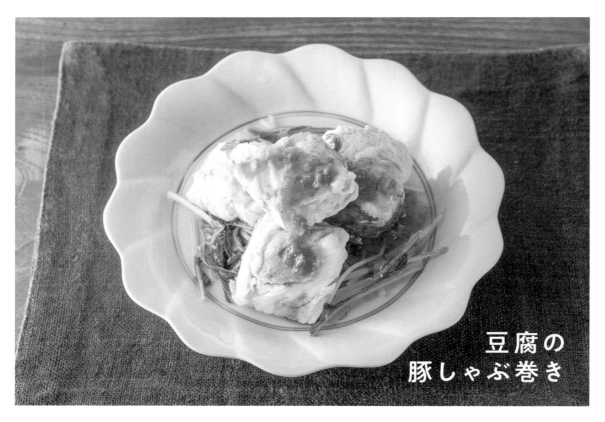

豆腐の
豚しゃぶ巻き

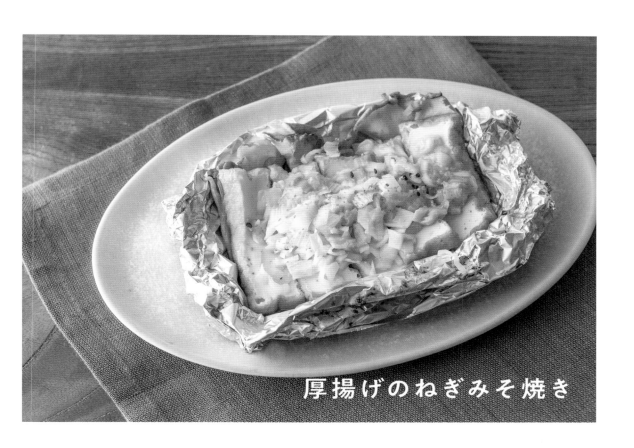

厚揚げのねぎみそ焼き

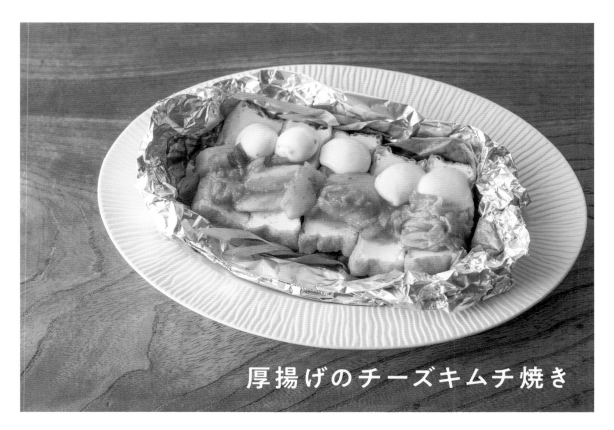

厚揚げのチーズキムチ焼き

麻婆豆腐

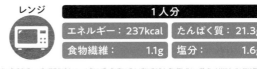

レンジ

1人分	
エネルギー：237kcal	たんぱく質：21.3g
食物繊維：1.1g	塩分：1.6g

材料（1人分）

木綿豆腐 ……………… 1/2丁（150g）
豚ひき肉（赤身）……………………… 50g
　┌ おろし生姜 ……………… 小さじ1
　│ おろしにんにく ……………… 少々
　│ 長ねぎ（みじん切り）…… 大さじ1
　│ 豆板醤 ……………… 小さじ1/5
　│ 酒 ……………………… 大さじ1
　A 水 ……………………… 大さじ1
　│ しょうゆ ……………… 小さじ1
　│ オイスターソース …… 小さじ1/2
　│ 粗びき黒こしょう ……………… 少々
　│ 粉山椒 ……………………… 少々
　└ 片栗粉 ……………… 小さじ1/2

作り方

① 豆腐を2cm角に切り、耐熱皿にのせ600Wのレンジで1分30秒加熱し、水気をきる。ひき肉にAを加えて箸でよく混ぜ合わせる。
② 耐熱ボウルにクッキングシートをしいて、豆腐をおき、ひき肉をかけ、クッキングシートの端をねじって包む。
③ 600Wのレンジで2分40秒加熱する。
④ ひき肉に火が通ったら、全体を混ぜる。

豆腐の豚しゃぶ巻き

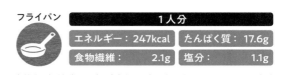

フライパン

1人分	
エネルギー：247kcal	たんぱく質：17.6g
食物繊維：2.1g	塩分：1.1g

材料（1人分）

木綿豆腐 …………………………… 120g
豚もも肉（しゃぶしゃぶ用）
　………………………… 4枚（40g）
水菜 ……………… 1/4束（50g）
酒 ………………………… 大さじ1
梅ドレッシング …………… 1/3量
※梅ドレッシングの作り方は95ページ参照

作り方

① 豆腐は幅を4等分に切り、豚肉で巻く。水菜は4cm長さに切る。
② クッキングシートに豚肉を巻いた豆腐をおき、まわりに水菜をおいて豚肉に酒をふって包む。
③ 熱湯を沸かしたフライパンで、蓋をして中火で8分蒸す。
④ 汁気をきって、梅ドレッシングをかける。

厚揚げの
ねぎみそ焼き

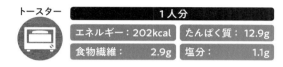

トースター

1人分	
エネルギー：202kcal	たんぱく質：12.9g
食物繊維： 2.9g	塩分： 1.1g

材料（1人分）

厚揚げ（あれば絹揚げ）	100g
舞茸	1/3パック（30g）
酒	小さじ1
A ┌ 長ねぎ	1/3本（30g）
│ みそ	大さじ1/2
└ みりん	大さじ1/2
七味唐辛子	少々

作り方

① 厚揚げは油抜きをして5枚に薄切りにする。舞茸はほぐし、長ねぎはみじん切りにする。

② ホイルに舞茸をしき、酒をふり、厚揚げを切り口を上にして並べる。Aを混ぜ合わせて、厚揚げの上にのせて、ホイルを包む。

③ トースターの天板にのせ、6分焼く。

④ 七味唐辛子をふる。

厚揚げの
チーズキムチ焼き

トースター

1人分	
エネルギー：218kcal	たんぱく質：15.5g
食物繊維： 2.1g	塩分： 0.8g

材料（1人分）

厚揚げ（あれば絹揚げ）	100g
白菜キムチ	30g
わけぎ（小）	1本（20g）
フレッシュモッツァレラチーズ（小粒）	5粒（20g）

memo

フレッシュモッツァレラチーズはピザ用チーズでもOK。

作り方

① 厚揚げは油抜きをして5枚に薄切りにする。白菜キムチは刻む。わけぎは太いところは斜め薄切り、細いところはざく切りにする。モッツァレラチーズは汁気をふく。

② ホイルに厚揚げを切り口を上にして並べ、まわりにわけぎをおく。厚揚げの上に白菜キムチとモッツァレラチーズをのせて、包む。

③ トースターの天板にのせ、8分焼く。

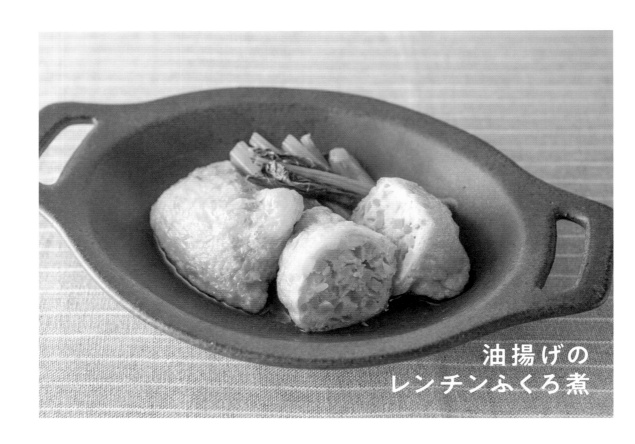

油揚げの
レンチンふくろ煮

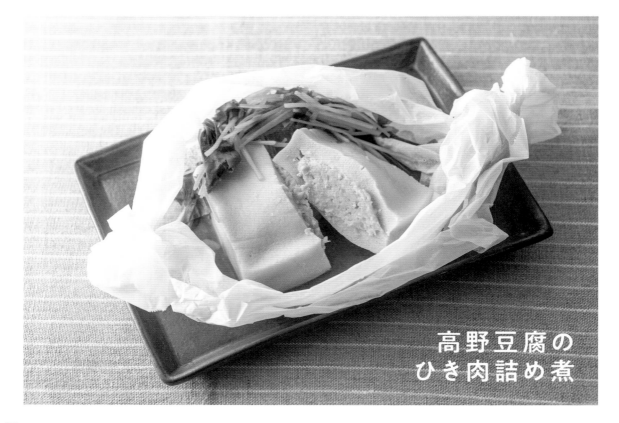

高野豆腐の
ひき肉詰め煮

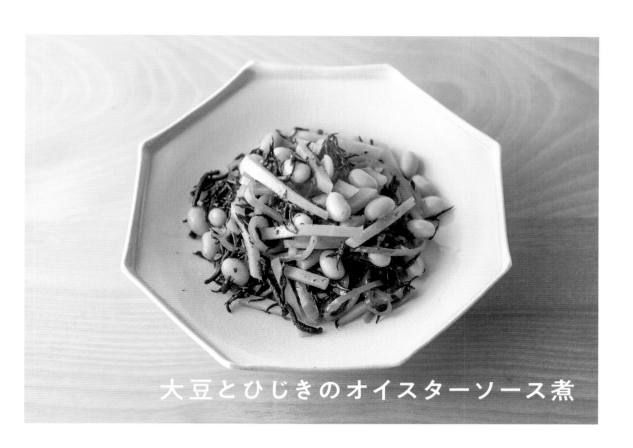

大豆とひじきのオイスターソース煮

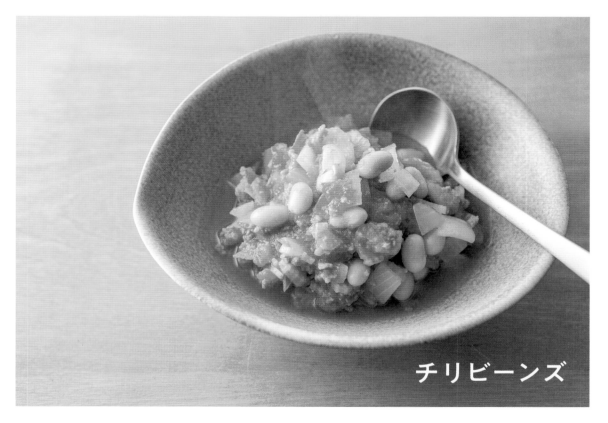

チリビーンズ

油揚げの
レンチンふくろ煮

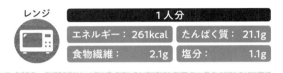

レンジ

1人分	
エネルギー： 261kcal	たんぱく質： 21.1g
食物繊維： 2.1g	塩分： 1.1g

材料 （1人分）

油揚げ	1枚
鶏ひき肉（あればむね）	60g
玉ねぎ	30g
人参	20g
小松菜	40g
┌ みりん	小さじ1
│ 塩	ミニスプーン1/2（0.5g）
A こしょう	少々
└ 片栗粉	小さじ1/2
┌ 水	大さじ1 1/2
B めんつゆ（3倍濃縮）	小さじ1
└ みりん	小さじ1

作り方

① 油揚げは半分に切ってふくろにし、油抜きをして水気をきる。玉ねぎと人参はみじん切り、小松菜は根元を十文字に切って洗い、4cm幅に切る。

② ひき肉に玉ねぎ、人参、Aを加えてよく混ぜ、等分に油揚げに詰め、いなりずしの要領で包む。

③ 耐熱ボウルにクッキングシートをしき、②の口を下にしておく。Bを混ぜてかけ、小松菜をのせ、クッキングシートの端をねじって包む。

④ 600Wのレンジで3分30秒加熱し、そのまま5分おく。

高野豆腐の
ひき肉詰め煮

フライパン

1人分	
エネルギー： 146kcal	たんぱく質： 13.7g
食物繊維： 1.0g	塩分： 1.3g

材料 （1人分）

高野豆腐	1枚
┌ 鶏ひき肉（あればむね）	20g
│ 塩	ミニスプーン1/3（0.3g）
│ しょうゆ	小さじ1/3
A 片栗粉	小さじ1/3
│ パン粉	大さじ1/2
└ おろし生姜	少々
三つ葉	1/2束（20g）
┌ めんつゆ（3倍濃縮）	小さじ1
B 酒	小さじ1
└ 水	大さじ1

作り方

① 高野豆腐はぬるま湯につけ、戻して水気を絞って半分に切り、中央に切れ目を入れる。三つ葉はざく切りにする。

② Aを混ぜ合わせ、高野豆腐の切れ目に詰める。

③ クッキングシートをしき、②をおく。Bを混ぜて高野豆腐にかけ、上に三つ葉をのせて、包む。

④ 熱湯を沸かしたフライパンで、蓋をして中火で10分蒸す。

大豆とひじきの
オイスターソース煮

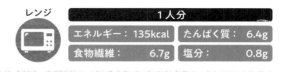

レンジ	1人分	
	エネルギー： 135kcal	たんぱく質： 6.4g
	食物繊維： 6.7g	塩分： 0.8g

大豆・大豆加工品

材料 （1人分）

大豆（ドライパック） ················· 30g
芽ひじき ············ 大さじ1（約5g）
ピーマン ···················· 1個（30g）
人参 ····························· 30g
A ⌈ オイスターソース ········ 小さじ1
  │ 酒 ····················· 小さじ1
  │ オリーブ油 ············· 小さじ1
  ⌊ 粗びき黒こしょう ··········· 少々

作り方

① 芽ひじきは洗ってたっぷりの水に15分つけて戻し、水気をきる。ピーマンは横に5mm幅に切り、人参は横に薄切りにしてから太めの千切りにする。

② 耐熱ボウルにクッキングシートをしき、芽ひじき、人参、ピーマン、大豆の順に重ねる。

③ Aを混ぜ合わせてふりかけ、クッキングシートの端をねじって包む。

④ 600Wのレンジで1分30秒加熱し、そのまま2分おく。

⑤ 全体をよく混ぜ合わせる。

チリビーンズ

レンジ	1人分	
	エネルギー： 231kcal	たんぱく質： 17.2g
	食物繊維： 5.5g	塩分： 1.3g

材料 （1人分）

大豆（ドライパック） ················· 30g
豚ひき肉（赤身） ················· 50g
玉ねぎ ················ 1/4個（50g）
セロリ ················ 1/3本（30g）
トマト ················ 2/3個（100g）
一味唐辛子 ······················ 少々
カレー粉 ··················· 小さじ1/2
チキンコンソメ ················· 1/4個
ケチャップ ·················· 小さじ2
酒 ························· 小さじ2
塩 ········· ミニスプーン1/3（0.3g）
おろしにんにく ···················· 少々

作り方

① 玉ねぎとトマトは1cm角に切り、セロリは1cm幅に切り、薄切りにする。コンソメは砕く。

② 耐熱ボウルにクッキングシートをしき、材料をすべて入れて箸で混ぜ合わせる。クッキングシートの端をねじって包む。

③ 600Wのレンジで4分加熱し、そのまま3分おく。

④ 全体をよく混ぜ合わせる。

memo
トマトの代わりにカットトマト缶でもOK。

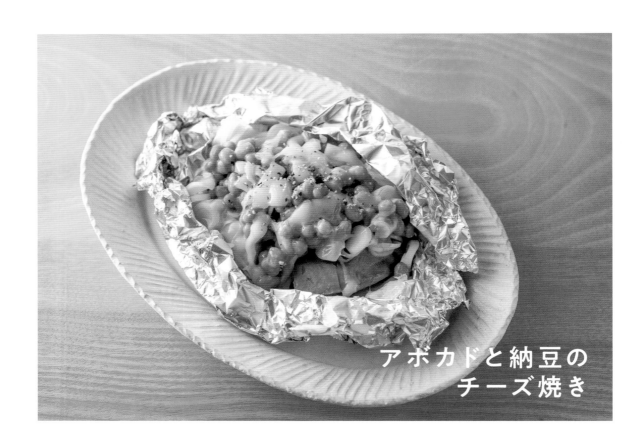

アボカドと納豆の
チーズ焼き

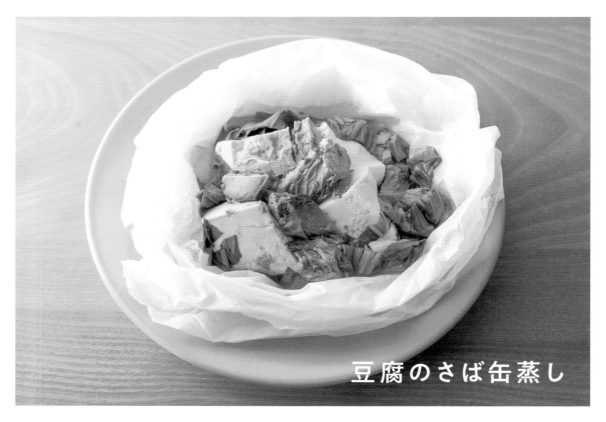

豆腐のさば缶蒸し

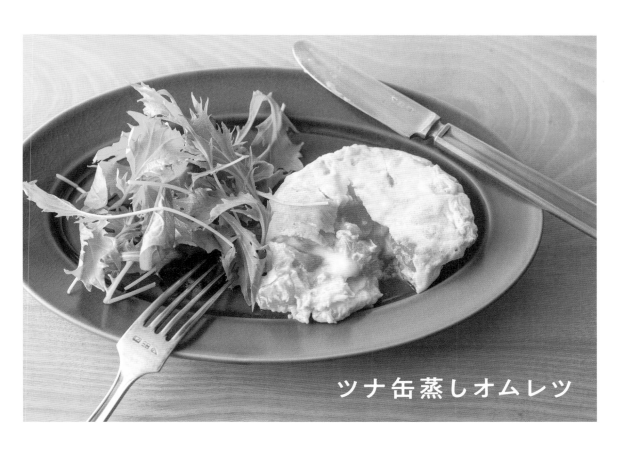

ツナ缶蒸しオムレツ

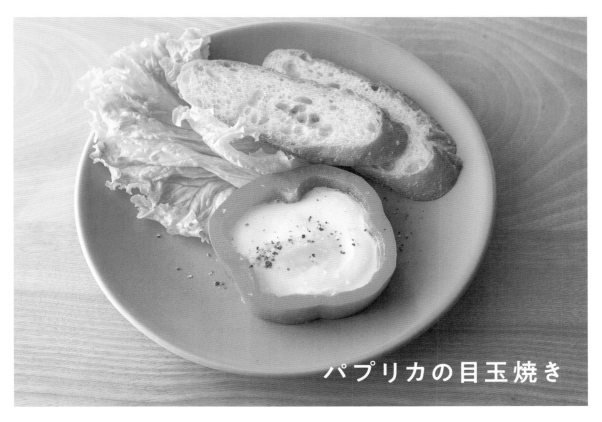

パプリカの目玉焼き

アボカドと納豆の
チーズ焼き

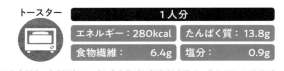

トースター

1人分	
エネルギー：280kcal	たんぱく質：13.8g
食物繊維： 6.4g	塩分： 0.9g

材料（1人分）

アボカド ‥‥‥‥‥‥‥‥‥ 1/2個（60g）

納豆 ‥‥‥‥‥‥‥‥‥‥‥ 1パック（40g）

長ねぎ ‥‥‥‥‥‥‥‥‥‥‥‥‥‥ 8cm

ピザ用チーズ ‥‥‥‥‥‥‥‥‥‥‥ 20g

ホットペッパーソース（タバスコなど）

‥‥‥‥‥‥‥‥‥‥‥‥‥‥‥‥‥ 少々

粗びき黒こしょう ‥‥‥‥‥‥‥‥ 少々

作り方

① アボカドは角切り、長ねぎは小口切りにする。納豆は付属のたれで和える。

② ホイルにアボカドをのせ、長ねぎ、納豆をかけ、チーズをのせて包む。

③ トースターの天板にのせ、6分焼く。

④ タバスコと粗びき黒こしょうをふる。

豆腐のさば缶蒸し

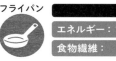

フライパン

1人分	
エネルギー：186kcal	たんぱく質： 18.1g
食物繊維： 1.0g	塩分： 1.4g

材料（1人分）

木綿豆腐 ‥‥‥‥‥‥‥‥ 1/3丁（100g）

さば水煮缶 ‥‥‥‥ 1/3缶（身約50g）

A ┌ さば水煮缶の汁 ‥‥‥‥ 小さじ1
　└ 酒 ‥‥‥‥‥‥‥‥‥‥‥ 小さじ1

チンゲン菜（小） ‥‥‥‥ 1/2株（50g）

ポン酢しょうゆ ‥‥‥‥‥ 大さじ1/2

作り方

① 豆腐をちぎって、耐熱皿にのせ600Wのレンジで1分30秒加熱し、水気をきる。さば缶は身をほぐす。チンゲン菜の軸は薄い放射状、葉は半分に切る。

② クッキングシートにチンゲン菜の軸、豆腐、さば缶の順にのせ、**A**をかけ、まわりにチンゲン菜の葉をおいて包む。

③ 熱湯を沸かしたフライパンで、蓋をして中火で5分蒸す。

④ ポン酢しょうゆをふる。

ツナ缶蒸しオムレツ

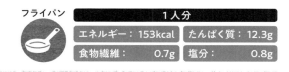

フライパン

1人分	
エネルギー：153kcal	たんぱく質：12.3g
食物繊維： 0.7g	塩分： 0.8g

材料（1人分）

ツナ缶（油漬け・汁気をきって）
.... 15g
プチトマト 2個
卵（大） .... 1個（60g）
┌ 牛乳 大さじ1
A │ 塩 .... ミニスプーン1/3（0.3g）
└ こしょう .... 少々
ピザ用チーズ 5g
ベビーリーフ 15g

memo

お好みでケチャップ（小さじ1）をかけても。シリコーン樹脂加工のホイルに包んでトースターで焼いてもOK。

作り方

① ツナ缶は汁気をきる。プチトマトは4等分する。卵を溶き、Aを加えて混ぜ合わせる。
② 耐熱カップに、クッキングシートをのせ、卵液、ツナ缶、プチトマト、チーズを加えて、ねじって包む。
③ 熱湯を沸かしたフライパンに、耐熱カップごと入れ蓋をして中火で5〜7分蒸す。
④ ベビーリーフを添える。

大豆・大豆加工品／卵

パプリカの目玉焼き

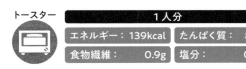

トースター

1人分	
エネルギー：139kcal	たんぱく質： 8.1g
食物繊維： 0.9g	塩分： 0.7g

材料（1人分）

赤パプリカ（2cm幅の輪切り）
.... 1個（25g）
卵 1個
オリーブ油 小さじ1/2
塩 .... ミニスプーン1/3（0.3g）
粗びき黒こしょう .... 少々
サニーレタス（小） .... 2枚（10g）
フランスパン（薄切り） ..... 2枚（10g）

memo

パンは一緒にトースターで2分ほど焼いても。

作り方

① 天板にホイルをおき、ホイルに油をぬる。パプリカをおき、卵を割り入れて、ホイルで包む。
② 天板ごとトースターに入れ、8〜10分焼く。
③ 塩・粗びき黒こしょうをふり、サニーレタスとパンを添える。

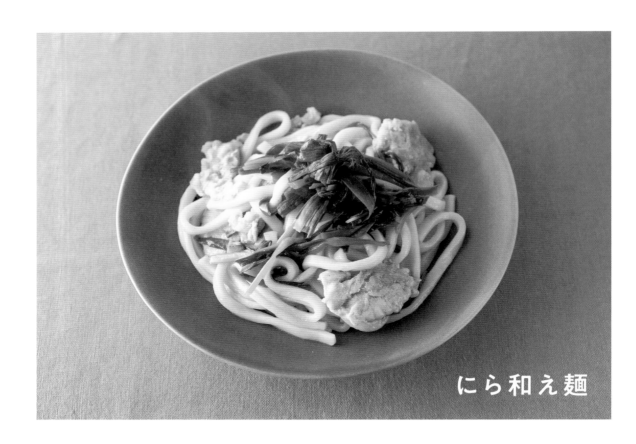

にら和え麺

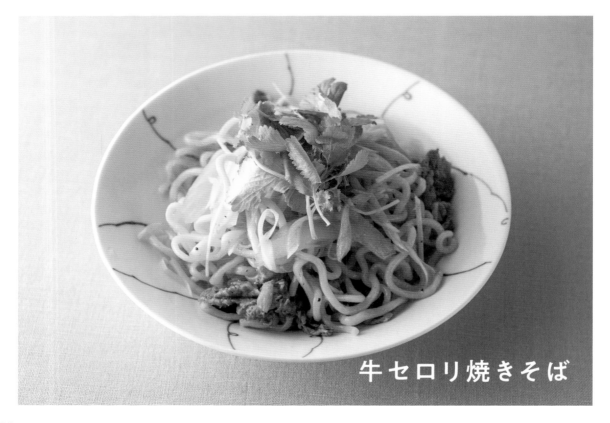

牛セロリ焼きそば

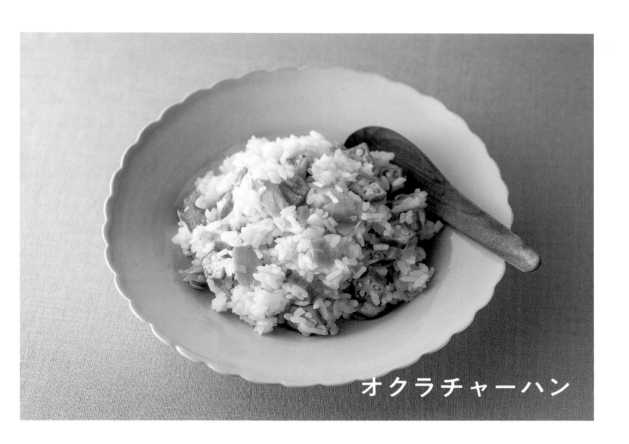

オクラチャーハン

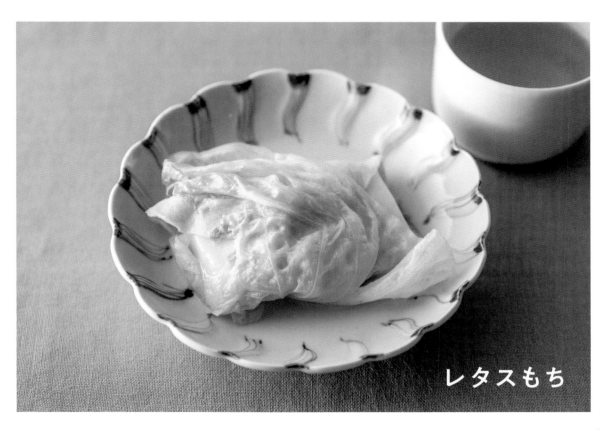

レタスもち

にら和え麺

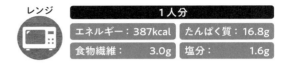

レンジ

1人分	
エネルギー：387kcal	たんぱく質：16.8g
食物繊維：　　3.0g	塩分：　　　　1.6g

材料（1人分）

無塩うどん	1玉（200g）
豚もも肉（しゃぶしゃぶ用）	50g
┌ 酒	大さじ1/2
A 塩	ミニスプーン1/2（0.5g）
└ こしょう	少々
にら	1/2束（50g）
オリーブ油	大さじ1/2
めんつゆ（3倍濃縮）	小さじ2

作り方

① にらは4cm幅に切る。

② 耐熱ボウルにクッキングシートをしき、豚肉にAを絡め、平らにする。うどん、にらをのせ、オリーブ油をふって、クッキングシートの端をねじって包む。

③ 600Wのレンジで4分加熱する。

④ めんつゆをふって和える。

牛セロリ焼きそば

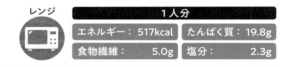

レンジ

1人分	
エネルギー：517kcal	たんぱく質：19.8g
食物繊維：　　5.0g	塩分：　　　　2.3g

材料（1人分）

牛肉（赤身・しゃぶしゃぶ用）	50g
┌ 塩	ミニスプーン1/2（0.5g）
A 酒	大さじ1/2
└ 粗びき黒こしょう	少々
セロリ	1/2本（50g）
中華麺（蒸し）	1玉（160g）
生姜	1かけ
長ねぎ	1/3本（30g）
オリーブ油	大さじ1/2
オイスターソース	大さじ1/2
粗びき黒こしょう	少々
シャンツァイ	適量

作り方

① 牛肉は食べやすい大きさに切る。セロリは筋を取って縦半分にしてから斜め薄切り、生姜は千切り、長ねぎは縦半分にしてから斜め薄切りにする。

② 耐熱ボウルにクッキングシートをしき、牛肉にAを絡めて、平らにする。麺、セロリ、長ねぎ、生姜の順にのせ、オリーブ油をふって、クッキングシートの端をねじって包む。

③ 600Wのレンジで3分30秒加熱する。

④ オイスターソースと粗びき黒こしょうをふって、全体を混ぜ合わせる。シャンツァイを添える。

memo

お好みでお酢をかけてもOK。

オクラチャーハン

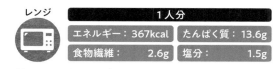

レンジ

1人分	
エネルギー：367kcal	たんぱく質：13.6g
食物繊維：2.6g	塩分：1.5g

材料（1人分）

焼き鮭（甘塩）	30g
温かいごはん	150g
オクラ	3本
長ねぎ	1/4本（25g）
油	小さじ1
酒	小さじ1
塩	ミニスプーン1/2（0.5g）
こしょう	少々
しょうゆ	小さじ1/2

memo

焼き鮭の代わりに市販の鮭フレークを使ってもOK！　その場合は塩を減らすことを忘れずに。

作り方

① 焼き鮭はほぐす。オクラは塩（分量外）をまぶしてこすり、洗って小口切りにする。長ねぎはみじん切りにする。

② 耐熱ボウルにクッキングシートをしき、オクラを入れて油をふり、上にごはんをのせ、酒、塩、こしょうをふり、長ねぎをのせる。クッキングシートの端をねじって包む。

③ 600Wのレンジで1分～1分30秒加熱する。

④ 全体が熱くなったら、焼き鮭としょうゆをふって混ぜる。

主食

レタスもち

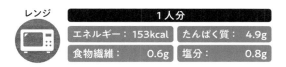

レンジ

1人分	
エネルギー：153kcal	たんぱく質：4.9g
食物繊維：0.6g	塩分：0.8g

材料（1人分）

レタス	1枚（30g）
ロースハム	1枚（15g）
角もち	1枚（50g）
しょうゆ	小さじ1/2

作り方

① レタスは縦半分に切る。

② レタスにハム、もちをのせて巻く。

③ 巻き終わりを下にしておいて、クッキングシートで包み、耐熱皿にのせる。

④ 600Wのレンジで1分加熱する。

⑤ もちがやわらかくなったら、しょうゆをかける。

バナナのホイル焼き

トースター

1人分			
エネルギー：120kcal		たんぱく質： 1.8g	
食物繊維： 1.5g		塩分： 0g	

[材料] (1人分)

バナナ (小) ……………… 1本 (100g)

炒りクルミ …………………………… 5g

シナモンパウダー ………………… 少々

memo

バナナの熟し具合で焼き時間を調整してください。熟していれば短時間でOK。

[作り方]

① バナナを洗い、皮ごとホイルでくるむ。クルミは粗く刻む。

② トースターの天板にバナナをのせ、皮が黒くなるまで5〜10分焼く。

③ 皮の一部を取り、切れ目を入れ、クルミをかけてシナモンをふる。

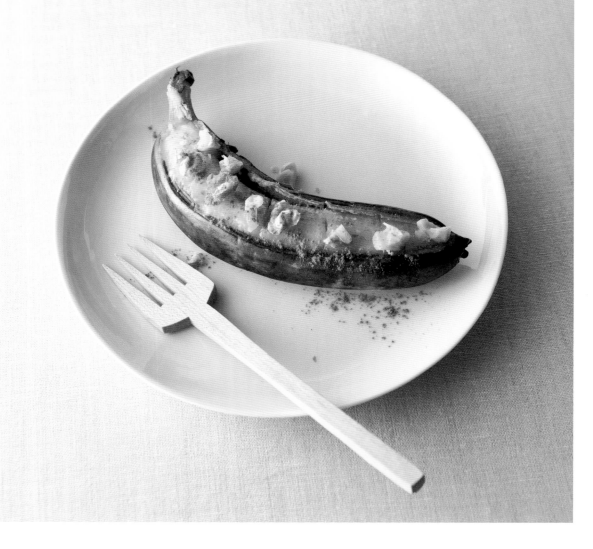

甘みそ

材料 （2人分）

赤みそ	大さじ1
砂糖	大さじ1
みりん	大さじ1
酒	大さじ1

作り方

① 小鍋に材料順にすべて入れて混ぜ、混ぜながらさっと煮詰める。

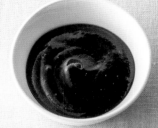

しょうゆ ごまドレッシング

1人分			
エネルギー：	87kcal	たんぱく質：	1.4g
食物繊維：	0.5g	塩分：	1.3g

材料 （2人分）

しょうゆ	大さじ1
酢	大さじ1
白すりごま	大さじ1
ごま油	大さじ1
砂糖	小さじ1/2
こしょう	少々

作り方

① すべての材料を混ぜ合わせる。

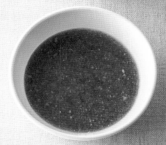

ゆずこしょう マヨ

1人分			
エネルギー：	91kcal	たんぱく質：	0.8g
食物繊維：	0.2g	塩分：	0.8g

材料 （2人分）

ゆずこしょう	小さじ1/2
みそ	小さじ1/2
マヨネーズ	大さじ2
ヨーグルト	大さじ1

作り方

① すべての材料を混ぜ合わせる。

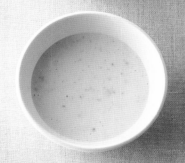

梅ドレッシング

1人分			
エネルギー：	60kcal	たんぱく質：	0.3g
食物繊維：	0.1g	塩分：	0.9g

材料 （3人分）

梅干しの果肉（塩分15%）	大さじ1/2
※減塩タイプなら大さじ1	
めんつゆ（3倍濃縮）	大さじ1
酢	大さじ1
オリーブ油	大さじ1
煮切りみりん	大さじ1
こしょう	少々

作り方

① 梅干しをたたき、すべての材料を混ぜ合わせる。

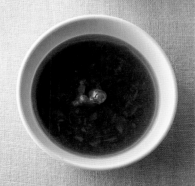

おやつ／たれ・ドレッシング

監修：女子栄養大学栄養クリニック

現代の栄養学の礎を築いた女子栄養大学の創立者・香川綾により、1969年に構内に併設されたクリニック。脂質異常症をはじめ、肥満や高血圧などの生活習慣病の予防・改善を目的に、医師や管理栄養士、運動指導員がチームとなり、指導を行なっている。

協力：蒲池桂子 (かまち・けいこ)

女子栄養大学栄養クリニック教授。管理栄養士。栄養学博士。女子栄養大学栄養クリニックにて生活習慣病の栄養相談や企業向け栄養コンサルティングなどを幅広く行なっている。

料理：今泉久美 (いまいずみ・くみ)

女子栄養大学栄養クリニック特別講師。料理研究家。栄養士。かんたんでわかりやすく、栄養バランスが整った料理が人気。雑誌、料理本、テレビなどさまざまなメディアで活躍している。

装幀デザイン	村田隆（bluestone）
本文イラスト	よしのぶもとこ
編集協力	瀬川景子
本文デザイン	朝日メディアインターナショナル株式会社
撮　　影	榎本修
スタイリング	吉岡彰子
栄養価計算	磯崎真理子
撮影協力	UTUWA

女子栄養大学栄養クリニックの
包んで焼くだけ絶品1人分おかず

2020年 7 月10日　第 1 版第 1 刷発行
2024年11月15日　第 1 版第11刷発行

監修者	女子栄養大学栄養クリニック
発行者	村上雅基
発行所	株式会社PHP研究所

京都本部　〒601-8411　京都市南区西九条北ノ内町11
〔内容のお問い合わせは〕暮らしデザイン出版部 ☎ 075-681-8732
〔購入のお問い合わせは〕普　及　グ　ル　ー　プ ☎ 075-681-8818

印刷所	TOPPANクロレ株式会社

©Kagawa Nutrition University Nutrition Clinic & Kumi Imaizumi 2020 Printed in Japan　ISBN978-4-569-84610-1
※本書の無断複製（コピー・スキャン・デジタル化等）は著作権法で認められた場合を除き、禁じられています。また、本書を代行業者等に依頼してスキャンやデジタル化することは、いかなる場合でも認められておりません。
※落丁・乱丁本の場合は、送料弊社負担にてお取り替えいたします。